L'ŒUVRE MÉDICO-CHIRURGICAL

Dr CRITZMAN, Directeur

Monographies Cliniques

SUR

les Questions Nouvelles

en Médecine

en Chirurgie, en Biologie

N° 33

(publié le 23 mars 1903)

L'ÉLONGATION TROPHIQUE

(Cure radicale des maux perforants, ulcères variqueux, etc., par l'élongation des nerfs)

PAR

Le Dr A. CHIPAULT

(DE PARIS)

PARIS

MASSON ET Cie, ÉDITEURS

LIBRAIRES DE L'ACADÉMIE DE MÉDECINE

120, BOULEVARD SAINT-GERMAIN (6e)

CONDITIONS DE LA PUBLICATION

La science médicale réalise journellement des progrès incessants, les questions et découvertes vieillissent pour ainsi dire au moment même de leur éclosion. Les traités de médecine et de chirurgie, quelque rapides que soient leurs différentes éditions, auront toujours grand'peine à se tenir au courant.

C'est pour obvier à ce grave inconvénient, auquel les journaux, à cause de leur devoir de donner les nouvelles médicales de toutes sortes et nullement coordonnées, ne sauraient remédier, que nous avons fondé, avec le concours des savants et des praticiens les plus autorisés, un recueil de Monographies destinées à pouvoir être ajoutées par le lecteur même aux traites de médecine et de chirurgie qu'il possède, les tenant ainsi au courant de toutes les innovations et de toutes les grandes découvertes médicales.

Nous tenant essentiellement sur le terrain pratique, nous essayons de donner à chaque problème une formule complète. La valeur et l'importance des questions sont examinées d'une manière critique, de façon à constituer un chapitre entier, digne de figurer dans le meilleur traité médico-chirurgical.

La *Médecine* proprement dite, la *Thérapeutique*, la *Chirurgie* et *toutes les spécialités médicales* sont représentées dans notre collection. Les Sciences naturelles n'y seront pas non plus négligées. La *Zoologie*, la *Microbiologie* avec la sérothérapie et les problèmes de l'immunité, la *Chimie biologique* et les toxines trouveront une large place dans cette publication.

Chaque question y est traitée, soit par celui dont les travaux l'ont soulevée, soit par l'un des auteurs les plus compétents, et chacun, homme de science, praticien ou simple étudiant, pourra facilement et sans perte de temps y étudier la question qui l'intéresse. On y trouvera réunies la presque totalité des grandes découvertes médicales traitées d'une manière classique. Par sa nature même, par son but, notre publication doit être et sera absolument éclectique. Elle ne dépendra d'aucune école.

Les **Monographies** *n'ont pas de périodicité régulière.*

Nous publions, aussi souvent qu'il est nécessaire, des fascicules de 30 à 40 pages, dont chacun résume une question à l'ordre du jour, et cela de telle sorte qu'aucune ne puisse être omise au moment opportun.

Les Éditeurs acceptent des souscriptions payables par avance, pour une série de 10 monographies, au prix de **10** francs pour la France et **12** francs pour l'étranger.

Chaque Monographie est vendue séparément 1 fr. 25.

Toutes les communications relatives à la Direction doivent être adressées sous le couvert du Dr Critzman, 28, rue Greuze, 16e, à Paris.

L'ŒUVRE MÉDICO-CHIRURGICAL

— N° 33 —

Dr CRITZMAN, Directeur

L'ÉLONGATION TROPHIQUE

(Cure radicale des maux perforants, ulcères variqueux, etc., par l'élongation des nerfs)

PAR

Le Dr A. CHIPAULT

(DE PARIS)

La méthode de traitement des troubles trophiques par l'élongation des nerfs correspondant à leur territoire, — méthode dont personne, fait assez rare en chirurgie pour être relevé, ne m'a contesté la paternité — compte aujourd'hui neuf ans d'existence : laps de temps suffisant pour avoir permis aux observations de s'accumuler, tant en France qu'à l'étranger, et d'acquérir, au moins pour un certain nombre d'entre elles, la durée seule permettant d'affirmer la valeur d'une méthode thérapeutique : surtout en pareille matière, où la question n'est pas de guérir — les troubles trophiques cèdent d'une façon passagère aux procédés de traitement les plus divers, — mais de guérir d'une façon durable.

Le but de ce travail sera de grouper ces observations, et de déterminer la base expérimentale, les indications et la théorie d'une méthode que l'on me fait l'honneur de désigner du nom de méthode de Chipault.

C'est un problème d'autant plus intéressant que certaines affections auxquelles elle s'adresse, le mal perforant, les ulcères variqueux, pour ne citer qu'eux, sont d'une extrême fréquence.

I

FAITS EXPÉRIMENTAUX

Les faits expérimentaux n'ont eu en l'espèce qu'une importance secondaire; tout d'abord parce que les troubles trophiques que l'on peut produire chez les animaux sont d'une pathogénie très spéciale, si bien que leur traitement par l'élongation nerveuse ne saurait comporter que des conséquences restreintes, et ensuite parce que les expériences que j'ai pratiquées ne l'ont été que secondairement, alors que la méthode avait été maintes fois appliquée à l'homme.

Si je cite dès l'abord ces faits expérimentaux, c'est donc plutôt pour me conformer à la logique d'une exposition didactique qu'à l'ordre même des documents, historique ou critique.

Le problème de l'élongation trophique paraît pouvoir, au point de vue expérimental, se poser sous deux formes.

1° L'élongation d'un nerf sur le territoire duquel se trouve une plaie chirurgicale, active-t-elle la réunion de cette plaie ?

Pour répondre à cette première question, j'ai pris six cobayes, et, sur chacun d'eux, j'ai déterminé, par ablation de l'épiderme, une plaie plus ou moins étendue de la plante des deux pattes postérieures : j'ai enveloppé ces deux pattes d'un pansement identique et j'ai, du côté droit, élongé le sciatique à la cuisse, laissant le côté gauche indemne.

Je n'ai pas besoin de dire que, chez aucun de ces animaux, le pansement n'est resté, pendant la durée de l'observation, suffisant pour assurer l'occlusion de la partie traitée.

En tout cas, le résultat était le suivant, le cinquième jour :

a) Chez un cobaye, la réunion était complète des deux côtés ;

b) Chez un autre, elle était incomplète des deux côtés, mais manifestement plus avancée du côté de l'élongation. Sur l'animal abandonné à lui-même, les ulcérations de droite et de gauche se transformèrent en ulcères calleux identiques à ceux que l'on rencontre si souvent dans cette espèce, à la suite des expériences les plus diverses.

c) Enfin, chez quatre cobayes, il y avait réunion complète de la plaie du côté de l'élongation, réunion incomplète ou nulle de l'autre côté. Les animaux abandonnés à eux-mêmes, les exulcérations du côté non élongé se transformèrent en ulcères calleux, alors que le côté opposé restait complètement guéri.

En somme, l'élongation du sciatique active chez le cobaye la cicatrisation des plaies purement traumatiques de la plante des pattes postérieures.

2° L'élongation d'un nerf sur le territoire duquel se trouve une ulcération non chirurgicale provoque-t-elle la cicatrisation de celle-ci ?

Mes expériences de ce genre ont été les suivantes :

a) Deux cobayes étaient porteurs, aux pattes postérieures, d'ulcérations calleuses spontanées. Chez l'un et l'autre elles furent abrasées et pansées des deux côtés et le sciatique élongé du côté droit seulement. Chez l'un des animaux, le résultat, au bout de quinze jours, était absolument frappant ; l'ulcération du côté élongé était cicatrisée, alors que du côté non touché elle avait repris son caractère calleux d'autrefois. Chez l'autre le résultat était moins net ; ni l'une ni l'autre des ulcérations n'était fermée, mais celle du côté élongé était manifestement en meilleur état que l'autre ; la différence s'accentua les jours suivants, et je pus croire, un moment, que celle du côté non élongé persisterait, celle du côté élongé guérissant ; il n'en fut du reste rien, et, au bout d'un mois et demi, les ulcérations étaient redevenues semblables ; l'expérience n'en est pas moins fort intéressante.

b) Un cobaye était porteur, à la patte postérieure gauche, d'une ulcération sphacélique que j'avais produite en plongeant pendant cinq minutes les pattes postérieures dans un mélange de glace et de sel ; du côté opposé, la réfrigération avait seulement produit une rougeur érythémateuse de la plante et une chute partielle des poils, lésions dont la première avait complètement disparu lors de l'expérience d'élongation. Du côté ulcéré je fis, un mois après la réfrigération, l'élongation du sciatique. L'ulcère abrasé et pansé guérit en quinze jours.

c) Enfin, chez un dernier cobaye, l'ulcération plantaire était consécutive à l'injection, faite antérieurement par moi, d'une solution aqueuse de chlorhydrate de cocaïne dans le sciatique. Elle présentait les caractères calleux habituels aux ulcérations plantaires de cet animal. Le sciatique fut élongé, l'ulcère abrasé ; au bout de trois semaines, il était guéri.

Certes, de cette seconde série d'expériences la dernière est la seule où bien nettement il se soit agi d'ulcération trophique ; dans les trois autres cas, les lésions étaient seulement des lésions dystrophiques, de cause très diverse, plus ou moins associées sans doute, surtout dans le cas de gelure, à de la névrite périphérique, mais n'ayant pas les caractères très particuliers des lésions trophiques.

Mais, malgré ces restrictions, ma seconde série d'expériences permet de répondre par l'affirmative à la seconde comme à la première des questions posées : l'élongation du sciatique favorise, chez le cobaye, la cicatrisation des ulcérations non chirurgicales, névritiques ou autres de la patte postérieure.

Il est du reste inutile de multiplier les faits expérimentaux, puisque des observations cliniques existent déjà, nombreuses et variées.

II

FAITS CLINIQUES

Ce qui, en effet, attira mon attention sur le pouvoir trophique de l'élongation, ce fut la lecture des nombreuses observations, publiées de 1875 à 1890, d'élongation pour névralgies, douleurs fulgurantes tabétiques, contractures, lèpre, etc. Je fus frappé de ce fait, noté dans nombre d'entre elles, sans que l'intérêt en fût relevé par aucun auteur : la guérison, ou l'amélioration, à la suite de l'élongation, des troubles trophiques accompagnant assez souvent les symptômes que l'on avait eu pour but de traiter.

De là à tenter l'élongation dans les lésions purement trophiques, c'est-à-dire dans les lésions dystrophiques sous la dépendance d'une altération nerveuse, centrale ou périphérique, il n'y avait qu'un pas.

A. — MAL PERFORANT

C'est dans le mal perforant, type par excellence des lésions trophiques localisées, que des essais s'imposaient tout d'abord, et le fait que ma première intervention de ce genre a été pratiquée en octobre 1894, dans le service du professeur Duplay, montre le lien qui les unit aux recherches antérieures, inaugurées par Duplay et Morat, sur l'origine névritique et la pathogénie nerveuse si diverse de l'ulcère perforant.

Depuis, l'élongation des nerfs dans le mal perforant a été l'objet d'un grand nombre de travaux. Pour ma part, j'y suis revenu à maintes reprises devant les sociétés : à l'Académie de Médecine, au Congrès de Chirurgie, à la Société de Neurologie et dans maint travail personnel ; en France, elle a été l'objet d'une leçon clinique du professeur Duplay, et de nombreuses observations en ont été recueillies par Damalix, Delbet, J.-L. Faure, Finet, Gérard Marchant, Lefur, Péraire, Reclus, Soulier, Tuffier, Vanverts, soit dans des travaux personnels, soit dans des thèses ; d'autres ont été publiées à l'étranger, un peu partout, en Belgique par de Buck et Vanderlinden, Verneuil, Vince ; en Suisse par de Quervain ; en Italie par Betagh, Rosa, Mariani et Roncali ; en Espagne par Otero Acevedo et Ramonede ; en Grande-Bretagne par Halley ; en Allemagne par Sick ; en Roumanie par Bardesco ; à Constantinople par Hagapoff ; à Montevideo par Navarro. C'est là un ensemble suffisant pour nous permettre d'apprécier, en connaissance de cause, la technique suivie et les résultats obtenus.

I. *Technique*. — La technique que j'ai décrite dès 1895, et que je suis encore, sans modifications, comprend deux étapes, une étape pré-opératoire de désinfection du mal perforant, et une étape opératoire proprement dite, composée de deux temps, un temps d'élongation nerveuse et un temps de traitement direct du mal perforant.

A. ÉTAPE DE DÉSINFECTION PRÉ-OPÉRATOIRE DU MAL PERFORANT. — Inutile dans certains cas de maux perforants bien soignés, cette étape est presque toujours indispensable chez les malades d'hôpital et chez ceux dont le mal perforant suinte et s'est infecté. Une mèche et un pansement à plat boriqué suffisent le plus souvent. Parfois, il est nécessaire de faire précéder ces pansements d'un curage avec ablation des parties d'os nécrosées et large ouverture des clapiers, que l'on cautérisera à l'acide phénique soigneusement étanché après cautérisation ; ici encore ce curettage sera suivi de pansements à l'acide borique, car il est imprudent de laisser en contact avec les tissus dystrophiés où ils peuvent déterminer de l'érythème, et même de véritables plaques de sphacèle, des antiseptiques plus énergiques. Il peut arriver enfin que le mal perforant soit enflammé d'une façon aiguë et entouré d'une zone de lymphangite : on devra alors débrider les collections purulentes s'il y en a, puis panser à plat.

Ces traitements pré-opératoires locaux, sauf dans le dernier cas où l'existence fréquente et passagère d'un certain degré d'hyperesthésie pourra nécessiter la cocaïnisation locale, se feront sans l'intervention d'un anesthésique.

Ce n'est qu'après être sûr de la désinfection relative de l'ulcère que l'on passera à la seconde étape, étape opératoire proprement dite.

B. Etape opératoire. — Cette étape comprend deux temps : un temps d'élongation nerveuse, un temps de traitement direct du mal perforant.

Je préfère, pour exécuter cette étape, les anesthésiques généraux : chloroforme ou éther; j'ai essayé une fois de la rachicocaïnisation : outre les inconvénients généraux de cette méthode, sur lesquels je n'ai pas à insister ici, et ses inconvénients spéciaux chez les sujets atteints d'affections médullaires, ce qui est assez souvent le cas pour les porteurs de maux perforants, elle m'a, dans le cas particulier, donné un insuccès au point de vue de la thérapeutique de l'ulcération trophique; or, comme ces insuccès sont rares, je suis en droit de me demander si l'action de la cocaine sur les racines n'en a pas été la cause. Avec la même crainte, je n'ai pas osé me servir de la cocaïnisation des troncs nerveux par le procédé de Pitres; on sait que cette cocaïnisation produit parfois des ulcères des pattes chez le cobaye; je craindrais en tout cas qu'elle ne troublât l'effet cicatrisant de l'élongation et m'empêchât d'obtenir du côté du mal perforant le résultat cherché. Si l'anesthésie générale était impossible, on aurait toujours du reste la ressource de l'anesthésie locale par la méthode de Reclus que très souvent l'on n'aura besoin d'appliquer qu'au niveau de l'incision d'élongation, le mal perforant lui-même étant insensible.

Ceci dit, je passe à la description des deux temps de l'opération.

1° *Temps d'élongation nerveuse.* — Le temps d'élongation nerveuse doit être pratiqué en se basant sur les règles suivantes :

a) L'élongation doit s'adresser au nerf ou aux nerfs sur le territoire desquels siège le mal perforant.

b) L'élongation doit être faite à distance moyenne, c'est-à-dire ni trop près ni trop loin de l'ulcère : pas trop près, parce que le mal perforant n'est d'ordinaire que l'un des éléments d'un complexus trophique qui s'étend à une notable surface du pied, c'est-à-dire à une surface plus grande que le territoire d'une petite branche nerveuse, et parce que, s'il est indifférent d'opérer en plein œdème trophique, il ne l'est point de créer une plaie chirurgicale à côté d'une ulcération chronique presque toujours infectée; pas trop loin, parce que l'effet trophique de l'élongation semble, ainsi que nous le verrons ultérieurement, devenir alors insuffisant ou nul.

Les découvertes susceptibles d'être exécutées, suivant les cas, sont celles des plantaires interne et externe à leur naissance, du collatéral plantaire interne du gros orteil, du collatéral plantaire externe du petit orteil, du faisceau commun des collatéraux plantaires des espaces interdigitaux, du musculo-cutané et du saphène externe. Nous décrirons seulement celles des plantaires à leur naissance, des branches digitales du musculo-cutané, et du saphène externe, de beaucoup les plus fréquemment applicables.

α Découverte des nerfs plantaires interne et externe à leur naissance.

Arrivé dans la gouttière calcanéenne, à un travers de doigt au-dessous de la pointe du malléole, le nerf sciatique poplité interne se divise en nerf plantaire interne et nerf plantaire externe. Pour découvrir ces deux nerfs à leur naissance, on incisera la peau suivant une ligne partant du bord interne du tendon d'Achille au niveau de la pointe de la malléole tibiale et venant, après un trajet légèrement courbe, aboutir au bord interne du pied, sur le prolongement de l'axe de cette malléole. On divisera à son tour l'aponévrose superficielle, après l'avoir bien tendue par rotation en dehors et abduction du pied, et on introduira la sonde cannelée de haut en bas dans la gaine vasculo-nerveuse. On s'assurera avec le doigt que la partie superficielle de celle-ci est seule chargée et on la coupera sur la rainure de la sonde. La fourche artérielle apparaîtra, d'ordinaire, légèrement antérieure et superposée à la fourche nerveuse, exceptionnellement sous-jacente à elle. On ramènera le pied dans la rectitude, on soulèvera soigneusement en haut et en avant les vaisseaux ainsi mobilisés et on isolera les deux nerfs, sur lesquels on pourra agir, simultanément ou isolément.

β Découverte des branches digitales du musculo-cutané. Sur le bord antérieur de la malléole externe, on déterminera une ligne parallèle à l'axe du membre; on commencera ou on finira sur cette ligne, à quatre travers de doigt de la pointe malléolaire, une incision de dix centimètres comprenant seulement la peau; de suite ou en portant légèrement à droite et à gauche les bords mobiles de la plaie, on verra émerger de l'aponévrose, par un seul orifice, situé alors d'ordinaire à la partie supérieure de l'incision, ou par plusieurs qui se superposent suivant sa longueur, les branches du musculo-cutané qui se rendent aux orteils. Les branches qui naissent le plus haut sont destinées aux orteils les plus internes : gros orteil, deuxième, bord interne du troisième; celles qui naissent le plus bas au bord externe du troisième et au quatrième. Toutes, courant à la surface de l'aponévrose, sont parfaitement visibles et faciles à isoler, sans blesser les veines superficielles.

γ Découverte du saphène externe. Le saphène externe, né dans le creux poplité, descend entre les deux jumeaux dans un canal fibreux qu'il quitte à la partie moyenne du mollet, pour devenir sous-cutané et longer le bord externe du tendon d'Achille, jusqu'au niveau de la malléole, où il se divise en ramuscules pour le bord externe du pied. Il reçoit, à une hauteur variable, mais toujours au-dessus du tendon d'Achille, la branche cutanée péronière, l'accessoire du saphène externe, et la terminaison du petit sciatique. Il est suivi sur son côté interne, de son origine à sa terminaison, par la veine saphène externe. Le bord externe du tendon d'Achille est le lieu d'élection pour la recherche de ce nerf qui, en ce point, a déjà reçu les anastomoses précitées, ne s'est pas encore divisé, et est très superficiel. On fera donc, à un travers de doigt en dehors du bord externe du tendon, une incision de trois centimètres, dont l'extrémité inférieure commencera ou finira à trois travers de doigt au-dessus du sommet de la malléole. Cette incision ne comprendra que la peau et découvrira, dans le tissu cellulaire sous-cutané, le nerf accompagné par la veine saphène externe et suivi superficiellement par des branches veineuses, aboutissant perpendiculairement à celle-ci, branches qu'on épargnera autant que possible.

Une fois le nerf voulu découvert et bien isolé, on le soulève avec le doigt ou avec une sonde cannelée et on l'étire d'abord avec un doigt en tirant sur le bout périphérique, ensuite entre deux doigts pour exercer, au point même où il a été découvert, et d'une façon localisée, une élongation qu'il est bien difficile de doser, mais qui n'a pas besoin d'être très énergique, surtout si on l'associe à une malaxation un peu prolongée du tronc nerveux.

2° *Temps de traitement de l'ulcère.* — Le second temps de l'intervention consiste dans le traitement direct de l'ulcère. S'il est très étendu, ou multiple, ou si la peau environnante est trop malade, on devra se contenter d'abraser ses bords épidermisés et de curetter à fond, en enlevant tous les débris dystrophiés de parties molles et d'os. Dans le cas contraire, on pourra comprendre l'ulcère dans un lambeau fusiforme, supprimant, de la surface à la profondeur, les parties malades, et donnant, l'exérèse terminée, des tranches saines et saignantes que l'on affrontera par une ou deux sutures profondes à la soie et par une série de sutures superficielles au catgut.

De ces deux modes de traitement, le second, qui, nous le verrons, permet bien souvent une véritable réunion par première intention du mal perforant, est beaucoup plus fréquemment possible qu'on ne croirait. Avec un peu de patience on arrive à affronter les bords d'un puits ovalaire ayant par exemple, en largeur, un bon tiers de la circonférence de l'orteil, ou de deux à trois centimètres à la plante du pied. La peau avoisinante cède peu à peu aux tractions des sutures profondes, de manière à rendre les sutures superficielles possibles, et si tendue qu'elle paraisse après la suture, n'offre aucune propension ultérieure à se sphacéler. Le pis qui puisse arriver est que le point ou les points centraux coupent la peau, et que la réunion totale se transforme en réunion partielle : c'est cependant toujours autant de gagné. Il n'y a en réalité qu'un seul obstacle absolu aux tentatives de réunion, c'est l'impossibilité de désinfecter d'une façon complète le fond du puits trophique ; cette impossibilité est rare, si le traitement pré-opératoire a été suffisant : raison pour y veiller, car, avec une réunion immédiate, l'opération est non seulement plus élégante, mais encore, ainsi que nous le verrons, beaucoup plus rapide et complète comme résultat.

Tels sont les deux temps du traitement opératoire de l'ulcère. Je les pratique dans l'ordre où je les ai décrits, exécutant l'élongation alors que l'ulcère est encore caché sous le dernier des pansements pré-opératoires et suturant, puis recouvrant l'incision d'élongation avant de défaire ce pansement et de toucher à l'ulcère. Si même il y a plusieurs élongations à faire, soit sur un seul, soit sur les deux pieds, je les exécute avant de m'occuper des maux perforants. Petites précautions, mais nullement négligeables dans une intervention où ces derniers peuvent encore être plus ou moins infectés, où l'asepsie doit être seule employée, à cause de la fragilité des tissus, et où l'on doit prendre tous les soins pour éviter l'infection des plaies d'élongation qui, avec les précautions indiquées, restent sous des pansements indépendants de ceux des ulcères.

L'opération terminée, le patient doit rester couché, ou, dès qu'il le peut, assis la jambe haute ; les pansements d'élongation sont enlevés le sixième ou le septième jour et montrent des plaies réunies qu'on recouvre d'une mince couche d'ouate; les pansements d'ulcère sont enlevés le lendemain : remplacés par un pansement vaseliné si l'occlusion est complète, sinon renouvelés sous forme de pansements boriqués jusqu'à ce qu'il en soit ainsi.

Le traitement est terminé par des massages locaux qui rendent à la peau sa souplesse, et par la surveillance, pendant quelque temps, des chaussures de l'opéré, fabriquées de façon que des pressions anormales ne portent pas au niveau de l'ancien ulcère.

Telle est la technique que j'ai toujours suivie, et que je suis encore, aussi intégralement que possible.

Parmi les chirurgiens que j'ai cités, un certain nombre l'ont modifiée en quelques détails.

a) Soit en supprimant le temps de traitement direct de l'ulcère.

b) Soit en substituant à l'élongation à distance moyenne une élongation à plus grande distance, telle que l'élongation du tibial postérieur ou celle du sciatique.

c) Soit enfin en substituant à l'élongation proprement dite des interventions de même ordre, mais légèrement différentes, telles que la neurothripsie (écrasement du nerf sur une sonde cannelée dont les bords tranchants sont en rapport avec lui, P. Reclus), ou le hersage (dissociation des faisceaux du nerf à l'aide de la sonde cannelée et d'un petit râteau spécial, Gérard Marchant et Marty).

Nous aurons plus tard à revenir sur la valeur comparée de ces variantes.

II. ***Résultats.*** — Avant d'apprécier les résultats obtenus par notre technique et ses modifications, nous allons brièvement résumer les observations, pour un bon nombre inédites, où elle a été appliquée.

Tableau I

Interventions neurotrophiques pour mal perforant[1].

1 a 33. *Chipault.* — 1. II. Gelure. En septembre 1894; plantaires sous la malleole; curettage. Cicatrisation sous deux pansements. 3 ans et demi — 2. II. Plaie; sous-metatarso-phalangien du gros orteil droit. En fin novembre 1894; plantaire interne; suture de l'ulcere. Premiere intention. 8 ans. — 3. II. Pre-ataxique, pied droit. Le 5 decembre 1894; plantaire sous la malleole. Guerison sous un pansement; douleurs en eclair dans le mollet pendant quelques jours. 4 ans et demi; a cette date apparaît un mal perforant talonnier. — 4. II. Pre-ataxique, pulpe des gros orteils. Le 7 janvier 1895; collatéraux internes des gros orteils; egalisation des ulcères.

1 Dans ce tableau, comme dans les suivants, les renseignements sont donnés dans l'ordre suivant causes, caracteres cliniques; intervention, résultat, durée de l'observation post-opératoire.

Cicatrisation rapide. 8 mois. — 5. H. Tabes (?). Sous phalango-phalangien du gros orteil droit. Le 21 mars 1895; plantaire sous la malléole. Suture. Sous un seul pansement. 3 ans — 6. H. 36. Tabes syphilitique. Sous metatarso-phalangien du gros orteil gauche. Le 27 novembre 1896; tibial postérieur; suture. Guérison en 8 jours. 6 ans; le malade talonne. — 7. H. 40. Tabes syphilitique. En arriere de la tête du 5e metatarsien, douloureux. Le 3 mai 1897; saphene externe; suture. Guerison secondaire en 18 jours. 2 ans et demi, jusqu'a la mort par cancer melanique géneralise. — 8. H. 50. Alcoolique, diabétique. Au-dessous et en dehors de la tête du 5e métatarsien gauche, a clapiers. Le 17 juin 1897; saphene; curettage. Guerison sous un pansement, sauf une fistulette, qui met un mois a se fermer. Un an et demi. — 9. H. 32. Fracture 12e dorsale, datant de 7 ans. Sous la tête des 5e métatarsiens, surtout a droite. Le 20 août 1897, plantaires externes; suture. Premiere intention. 6 mois. — 10. H. 57. Fracture 2e lombaire datant de 17 ans; pieds gelés il y a 5 ans. A la plante du pied droit, ulcérations multiples et mal perforant coupant a leur base les trois orteils moyens. Du côte opposé, exulcerations. Le 20 août 1897; plantaires; curettage; reunion partielle de l'ulcere transversal de la plante droite. Guerison en 3 semaines. 5 ans. — 11. H. 38. Blessure. Sous la tête du 5e metatarsien. Le 21 août 1897; plantaire externe; curettage. Guerison en un mois et demi. — 12. H. 42. Alcoolique et diabetique. Bord externe du pied droit. Le 22 septembre 1897; plantaire externe, curettage. Guérison en 3 semaines. 1 an. Anthrax de la nuque. — 13. H. 63. Rhumatisant chronique. Dos des 4 derniers orteils gauche. Le 28 septembre 1897; musculo-cutané; abrasion. Guerison sous un pansement. — 14. H 32. Tabes a douleurs fulgurantes. Sous la tète du 1er metatarsien droit, tres hyperalgesique. Le 2 octobre 1897; plantaire interne; suture. Guérison en 3 semaines; diminution des douleurs fulgurantes. 2 ans. — 15. H. 54. Alcoolique. Pulpaire du gros orteil droit, suintant et fetide. Le 2 octobre 1897: plantaire interne; suture. Guérison sous un pansement. Deux mois apres, sous l influence de grandes fatigues. legere recidive passagere. 1 an. — 16. H. 28. Syringomyelie. Troubles trophiques multiples du pied droit: ulceres nombreux. Œdeme. Plantaires et musculo-cutane; pansement simple. Guerison en un mois, avec diminution de l'ulcere. 3 ans et demi après, les troubles trophiques avaient recidive; il en etait apparu au pied gauche. Dissociation plus nette et plus étendue. — 17. H. 21. Dystrophique infantile. Sous la tête des 1ers métatarsiens. Traitement thyroidien sans effet. Le 28 octobre 1897; plantaires internes: curettage; traitement thyroidien. Guerison en 3 semaines. 2 ans et demi; traitement thyroidien par periodes. — 18. H. 42. Polydypsie et polyurie. Pulpaire du gros orteil gauche, saignant. Le 2 janvier 1898; plantaire interne; reunion. Guérison en un mois. Recidive le 3e mois. — 19. H. 36. Heredité diabetique, pieds plats. Sous la tète des 1ers metatarsiens, surtout a gauche. Le 18 janvier 1898: plantaires internes; suture. Premiere intention. 4 ans. 20. H. 38. Tabetique a douleurs fulgurantes. Sous la tête des 1ers metatarsiens. Le 2 mai 1898; plantaires internes; curettage. Reunion incomplete, puis retour a l'etat antérieur. — 21. H. 42. Fracture dorsale superieure. En avant de la tète du 1er métatarsien droit. Le 2 mai 1898: plantaire interne; suture. Premiere intention. — 22. H. 37. Alcoolique. Sur la cicatrice d'amputation du petit orteil droit. Le 3 octobre 1898; plantaire externe; curettage. Resultat d'abord negatif, puis au bout de 3 mois, après un second curettage, cicatrisation rapide. 2 ans. — 23. H. 47. Tabes, un peu d'ataxie. Sous la tête des 1er et 5e metatarsiens, des deux côtés. Le 27 octobre 1898: plantaires; curettage. Guerison en 3 semaines. Recidive en juin 1899. — 24. F. 24. Phlegmatia. Sous pulpaire du gros orteil gauche. Le 7 janvier 1899, collateral plantaire interne; suture. Guérison. 1 an. — 25. H. 40. Syphilis. En dedans de la tète des 1ers metatarsiens. Le 22 mai 1899; plantaires internes; curettage. Guerison en 3 semaines. 18 mois. — 26. H. 62. Sénilite. Sous pulpaire du 3e orteil droit. Le 22 mai 1899; plantaires; curettage. Reunion sous un pansement. — 27. H. 37. Pieds dystrophies et deformes. Sous la tête des 1ers metatarsiens, celui de gauche avec nombreux sequestres. Curettage de l'ulcere de gauche. Quinze jours plus tard, plantaires internes. Guerison a droite en huit jours; a gauche en 3 mois. — 28. H. 36; tabes avec ataxie, sous les 1er et 5e metatarsiens. Le 2 septembre 1900; avec rachicocainisation; plantaires et curettage. Pendant quelques jours, rachialgie et retention d'urine; un peu de parésie des membres inferieurs; insucces. — 29. H. 49. Rhumatisant. Dos des trois orteils moyens. Le 2 novembre 1900; musculo-cutane; pansement. Guerison en 1 mois. — 30. H. 37. Syphilitique; alcoolique; tabes. Sous la tête des 1er et 3e metatarsiens a gauche; en dedans de la tète du 1er, a droite. Le 2 janvier 1901; plantaires; suture de l'ulcere gauche; curettage des autres.

Guérison par première intention de l'ulcère suturé, des autres en 15 jours. 4 mois. — 31. H. 42. Diabétique. Sous la tête du 1er métatarsien gauche, a clapiers. Le 5 janvier 1901; plantaires et curettage. Amélioration, puis retour rapide a l'état antérieur. — 32. H. 42. Tabes; ataxie légère. Partie interne de la tête du 1er metatarsien droit. Le 2 septembre 1901; plantaire interne; suture. Réunion par premiere intention. — 33. H. 46. Tabes. Pas d'ataxie. Sous métatarso-phalangien des gros orteils Le 3 juillet 1902, plantaire interne; excision et suture. Première intention. 6 mois.

34. *Damalix*. — H. 58. Plaie; sous le petit orteil droit. En août 1896; élongation du tibial postérieur. Amélioration puis rechute; autre ulcère a la face plantaire du 3e orteil; desarticulation du 5e. Guérison définitive.

35-36. *Paul Delbet*. — 35. H. 49. Entorse; alcoolisme; sous le gros orteil gauche. Le 11 juin 1897; hersage du tibial postérieur, sans toucher à l'ulcère. Le 25 juin; guérison complète. Sous l'influence de la reprise du travail, exulcération qui guerit spontanément. — 36. Plantaire. Hersage du tibial postérieur. Guerison.

37. *P. Duplay*. — H. 52. Alcoolique; gelure; sous et en dehors du 5e métatarsien droit. Élongation du tibial posterieur; ulcere non touché. Guérison le 20e jour.

38. *J.-L. Faure*. — Sous phalangiens des gros orteils. Elongation des tibiaux postérieurs; ulcères pansés. Diminution; un mois plus tard, curettage des ulceres; guérison rapide. 9 mois; élancements sur le trajet du tibial.

39. *Finet*. — H. 29. Sous les 1er et 5e métatarsiens, pied droit. Le 18 octobre 1895; élongation du plantaire interne; guérison de l'ulcère sous le 1er métatarsien. Le 24 mai 1897, élongation du tibial postérieur, et curettage de l'ulcère du 5e metatarsien. Guérison.

40. *Gérard Marchant*. — H. 38. Ataxie; côté interne du gros orteil droit et entre les 2e et 3e orteils. Le 21 octobre 1897; hersage du tibial postérieur; curettage. Guérison le 25 mai. Une nouvelle ulceration se forme sur le dos du 4e orteil qui est curette le 7 mai, et se ferme en trois semaines.

41 à 43. *Lefur*. — 41. H. 52. Sous la tête du 1er metatarsien. Elongation du plantaire externe, curettage. Guerison en 8 jours. Revu sans récidive. — 42. H. 47. Sous la tète du 1er métatarsien. Elongation du plantaire externe, curettage. Guerison. — 43. H. 51. Sur le dos du 2e orteil. Elongation du plantaire externe, curettage. Premiere intention.

44-45. *Péraire*. — 44. H. 56. Sous les 2e et 3e métatarsiens droits. Le 7 mai 1898; a la cocaine, élongation du plantaire interne; curettage. Guérison par bourgeonnement. 2 ans et demi. — 45. F. 22. Sous la tête du 4e métatarsien droit. Le 9 octobre 1898; à la cocaine, élongation du plantaire externe. Guérison le 15 mai. Suivie jusqu'en mai 1900.

46-47. *Reclus*. — 46. H. 54. Absinthique; sous le gros orteil droit. Le 24 octobre 1896; neurothripsie du tibial posterieur. Le 8 janvier, guerison complete. Suivi jusqu'au 30 juin 1897. — 47. H. 46. Alcoolique; plaie sous le gros orteil gauche. Le 15 octobre 1896; neurothripsie du tibial postérieur; ulcere pansé a l'iodoforme. Pas de guérison; le 9 janvier 1897, amputation de la 1re phalange du gros orteil. Le 2 fevrier, guérison; mais il y a un nouveau mal perforant sous la tête du 1er métatarsien. Guerison par le repos.

48. *Soulier*. — F. 23. Sous le 4e métatarsien droit. Le 9 avril 1898, élongation avec écrasement du tibial postérieur; curettage. Le 24, guerison complete. Suivie 6 mois.

49-50. *Tuffier*. — 49. H. 52. Sous metatarsien du gros orteil droit. Elongation du plantaire externe. Guérison. Récidive ultérieure. — 50. H. 58. A droite, sous le gros orteil; à gauche, sous le gros orteil et sous le 3e métartasien. A gauche, elongation des plantaires; curettage. En deux pansements, le pied gauche est gueri: le pied droit, bien moins atteint, reste stationnaire.

51. *Vanverts*. — H. 45. En 1870, balle dans la jambe droite, sous la tète du 1er metatarsien. Le 4 août 1897, élongation du tibial posterieur; curettage. Le 12, guerison. 4 mois.

52. *De Buck et Vanderlinden*. — Diabete et traumatisme, plantaire. Élongation du plantaire interne; curettage. Guerison.

53-54. *Verneuil*. — 53. H. Ataxie; sous le gros orteil gauche, très volumineux. Elongation du plantaire interne. Guérison en 2 mois, avec diminution de volume de l'orteil. 2 ans. — 54. Elongation du plantaire. Insuccès.

55. *Vince*. — H. 60. Tabes, bilateral. A gauche, élongation des plantaires, non trouves a droite. Les deux côtés se cicatrisent. Recidive a droite, guérison persistante a gauche.

56-57. *De Quervain*. — 56. Alcoolique. Élongation du plantaire. Recidive. — 57. Alcoolique. Elongation du plantaire. Guérison, suivie peu de temps.

58. *Mariani.* — H. 54. Alcoolique; sous le gros orteil gauche. Le 12 novembre 1900, élongation du plantaire interne; curettage. Guérison en 20 jours. Plusieurs mois.

59-60. *Roncali.* — 59. H. 48. Maux perforants chez le père et chez trois frères. A droite, depuis 17 ans, sous la tête des 1er, 2e et 3e métatarsiens; à gauche, depuis 22 ans, sous la tête des 2e et 3e. Élongation du plantaire interne droit, sans toucher aux ulcères. Guérison en 11 jours. — 60. H. 32. Sclerose latérale amyotrophique; sous la tête des 5es métatarsiens. Elongation du plantaire interne droit. Le 14e jour, l'ulcère droit va mieux; le gauche s'est aggrave; il y en a de nouveaux sous la pulpe du gros orteil et sur le bord externe du pied. Élongation des plantaires de ce côté; guérison en 12 jours. Puis guérison de l'ulcère de droite et d'ulceres talonniers intercurrents. Le tout en 3 mois.

61. *Betagh.* — H. Alcoolique. Pli digito-plantaire à droite et à gauche. Élongation du nerf plantaire interne; curettage des ulceres avec excision de leurs bords. Résultat nul.

62. *Rosa.* — H. Alcoolique. Élongation des nerfs plantaires. Résultat nul.

63. *Otero Acevedo.* — H. 28. Fracture jambe gauche; bord interne du pied et face inférieure du gros orteil. Ichthyose. Hersage du tibial postérieur et du saphène interne qui se rompt; suture. Guérison progressive; les plaques ichthyosiques tombent sauf sur le territoire du saphène interne.

64. *Ramonede.* — F. 25. Arthrite blennorragique du genou droit; sciatique; ulcérations des orteils. Élongation du sciatique. Guérison.

65-67. *Halley.* — 65. H. 18. Sous la tête du 2e métatarsien gauche. En mai 1897, élongation du tibial postérieur, amputation de l'orteil et de la tête métatarsienne. Récidive en novembre. En mai 1898, nouvelle elongation, excision de l'ulcère. Guérison, puis récidive légère en juillet. — 66. H. 38. Alcoolique. Sous la tête du 2e métatarsien droit. 23 janvier 1898, élongation du tibial posterieur et excision de l'ulcère, sans suture. Recidive en juillet. En octobre, excision avec suture. Guérison. Un ulcère du gros orteil droit, curette, persiste. — 67. H. 42. Sous le petit orteil et sous la tête des 2es métatarsiens. En mars 1897, élongation des tibiaux postérieurs; curettage des ulcères. Guérison de l'ulcere du pied gauche; ceux du pied droit se réduisent beaucoup.

68-74. *Sick.* — Alcooliques; dans un cas coup de feu du sciatique. Elongation du tibial postérieur, curettage de l'ulcère. Cicatrisations tres rapides. Les guérisons ont eté suivies six semaines pour un cas, dix a douze mois pour six.

75-76. *Bardescu.* — 75. F. 36. Pulpaire du gros orteil gauche. Tabes. Le 4 juin 1897; elongation du collatéral plantaire interne; curettage. Guerison le 16. Fin août apparait un ulcère symétrique, traité a son tour avec succès par la même opération. 5 mois pour le premier. — 76. H. 72. Arterio-sclerose; bord externe du petit orteil. Le 19 juin 1899, élongation des musculo-cutané et tibial anterieur; curettage. Guerison progressive. 11 mois.

77. *Hagapoff.* — H. 45. Sous métatarso-phalangien du gros orteil. Le 9 mai 1900; élongation du plantaire interne. Guérison en 2 mois et demi.

78-79. *Navarro.* — 78. H. 38. Alcoolique; sous la tête du 5e metatarsien droit, avec augmentation de volume de tout le pied. Le 5 août 1899; elongation des tibiaux à la cocaine. En 12 jours, les ulcerations sont fermees, le pied revenu a son volume normal. 9 mois. — 79. H. 53. Diabetique, sur la 2e articulation metatarso-phalangienne. Le 24 novembre 1899, élongation du tibial anterieur a la cocaine. Guerison le 19e jour, avec hyperesthésie sur le territoire du nerf. Revu plusieurs fois.

Nous possédons en somme aujourd'hui 79 cas de mal perforant traités par la méthode de l'élongation trophique, cas traités dans tous les pays par 28 chirurgiens; cette multiplicité des opérateurs éliminant, à n'en pas douter, tout parti pris et toute idée préconçue.

Ces 79 cas, examinés d'une façon générale, ont donné les résultats suivants :

1° Immédiats : 69 réunions, 14 primitives et 55 secondaires ; 10 non réunions.

2° Éloignés : Sur les 10 non réunions immédiates, 4, après un laps de temps d'environ deux mois, se sont mises à se cicatriser à un moment où l'on ne comptait plus sur la guérison. Ces guérisons tardives n'en ont pas moins été durables ; elles ont été suivies l'une deux ans et l'autre neuf mois. Sur les 69 réunions immédiates, il y a eu 7 récidives plus ou moins rapides ; 24 cas qui ont été suivis moins de trois mois et ensuite perdus de vue, et, sur les 41 guérisons restantes, 21 suivies moins d'un an, 3 suivies de un à deux ans, 6 de deux à trois ans, 4 de trois à quatre ans, 2 cinq ans et 1 six ans.

Nous allons tenter, en faisant l'analyse de ces cas, de rechercher quelle a été la cause des résultats variables obtenus.

1° La nature pathogénique des maux perforants traités ne semble avoir eu qu'une importance tout à fait restreinte ; en effet, les cas traités ont été de toutes les variétés : alcoolique (qui semble singulièrement fréquente), tabétique, syringomyélique, par traumatisme de la moelle ou des nerfs, par plaie des parties molles devenue secondairement névritique, sans qu'il apparaisse de différence bien appréciable entre les résultats obtenus dans l'une ou l'autre de ces catégories. Seul, le mal perforant diabétique, plus dystrophique que trophique, s'est montré particulièrement rebelle ; sur 3 cas il a donné, proportion tout à fait anormale, 2 insuccès.

2° Les variantes introduites dans le traitement ont eu certainement plus d'importance, et nous devons à ce sujet examiner successivement quelle a été celle du traitement plus ou moins complet de la lésion trophique et celle des modifications apportées à l'intervention nerveuse elle-même.

a) Le traitement de la lésion trophique elle-même doit, ai-je dit, consister, suivant les cas, outre une attentive et souvent longue désinfection pré-opératoire, soit dans son ablation complète suivie de suture, soit dans son curettage complet. Le premier procédé est le seul qui puisse donner la réunion par première intention, résultat élégant par excellence : sur 17 cas où on a pu le mettre à exécution, il a permis d'y réussir dans 12 ; dans les 5 restants, il est exceptionnel que la suture ait complètement manqué ; presque toujours les fils extrêmes ont tenu ; seuls ceux du milieu ont cédé, mais il n'en est pas moins vrai que l'ulcère s'en est trouvé considérablement diminué et la durée de sa cicatrisation ultérieure certainement très réduite. En outre, l'excision n'a donné, sur 17 cas, dont un mal perforant diabétique, qu'une seule récidive, proportion tout à fait inférieure à la moyenne. Je ne crois du reste point que cette supériorité des résultats tienne à ce que les cas dans lesquels je l'ai appliquée étaient moins graves que les autres ; cela pourrait être vrai si l'on n'envisageait que ma statistique personnelle ; cela cesse de l'être en considérant la statistique des autres chirurgiens, où se trouvent de nombreux cas qui certainement eussent été justiciables de la suture sans qu'elle y ait été appliquée. Je crois plutôt que les résultats particulièrement satisfaisants qu'on obtient en la pratiquant tiennent à ce qu'elle diminue la tâche trophique que doit remplir l'intervention nerveuse. D'autant que l'exérèse et la suture consécutive sont beaucoup plus souvent applicables qu'on ne croit. Avec un peu de patience, des sutures bien placées peuvent arriver à rapprocher les bords d'une perte de substance qui pouvait d'abord paraître d'une réunion impossible. Brillante lorsqu'elle réussit, utile même lorsqu'elle ne réussit pas, l'exérèse suivie de réunion mérite donc d'être exécutée : elle ne constitue pas l'un des éléments les moins intéressants de la technique que j'ai décrite. J'ajoute que si on la laisse de côté, il est tout au moins indispensable de pratiquer un curettage très attentif de l'ulcère; d'abraser ses bords sclérosés, de curetter son fond et d'en extraire les os nécrosés et les lambeaux de tissus sphacélés. Cette conduite a été suivie par moi, et par d'autres avec plus ou moins de précision, dans 39 cas; elle a donné 33 succès et 6 insuccès, tandis que sur 10 cas où le mal perforant n'a pas été touché par le chirurgien il y a eu seulement 5 succès pour 5 insuccès; proportion d'autant plus intéressante que dans 4 de ces insuccès, un certain temps après l'élongation, alors qu'on avait renoncé à tout bon résultat, un curettage secondaire a été pratiqué et qu'il a entraîné trois fois une évolution favorable, hésitante jusque-là. Ajoutons que le traitement local de l'ulcère est applicable dans tous les cas, si étendues que soient les lésions et que, peut-on même dire, il a dû être surtout pratiqué dans les cas spécialement graves. Il n'est donc point douteux que le mode de traitement de l'ulcération trophique exerce une influence très nette sur le résultat de l'intervention et que l'on devra, à l'avenir, beaucoup plus qu'on ne l'a fait jusqu'à présent, chercher à suturer le mal perforant ou, tout au moins, à enlever le plus possible les parties malades.

b) Le mode d'intervention nerveuse joue aussi dans les résultats obtenus un rôle indiscutable.

Sur un total de 79 cas, cette intervention a porté 55 fois sur les nerfs à distance moyenne que j'ai désignés comme étant ceux auxquels il est préférable de s'adresser : le plantaire interne 25 fois, le plantaire externe 6, les deux plantaires 15, le collatéral interne du gros orteil 3, le musculo-cutané 2, le même avec les plantaires 1, le même avec le tibial antérieur 1, le tibial antérieur seul 1, le saphène externe 1. Ces 55 cas ont donné 49 succès et 6 insuccès, soit 9 p. 100. D'autre part l'intervention a porté 24 fois sur des nerfs plus éloignés du mal perforant : 1 fois le sciatique, 23 fois le tibial postérieur. Ces 24 cas ont donné : succès 17, et insuccès 7, soit 28, 6 p. 100 de ces derniers. La proportion est trois fois plus grande. C'est donc l'intervention à distance moyenne et, étant donné le siège habituel des maux perforants, l'intervention sur les nerfs plantaires qui constitue l'intervention nerveuse de choix.

Sur un total de 79 cas, l'intervention nerveuse a consisté 72 fois en une élongation avec 62 succès et 10 insuccès, soit 14 p. 100 de ceux-ci; 7 fois, à l'élongation a été préféré un mode différent d'intervention sur le nerf, hersage ou neurothripsie : ces 7 cas ont donné 4 succès et 3 insuccès, soit 43 p. 100, c'est-à-dire une proportion beaucoup plus élevée.

En outre, dans presque tous les cas traités par neurothripsie ou hersage, les opérés se sont plaints de douleurs le long du nerf manipulé, de crampes musculaires, de troubles de la sensibilité : ces incidents, très bénins du reste dans tous les cas, sont pour ainsi dire inconnus lorsqu'on emploie l'élongation simple.

Il semble donc bien qu'il faille s'en tenir à la formule que j'ai primitivement indiquée : élongation à distance moyenne associée au traitement local du mal perforant, et rejeter les variantes jusqu'à présent proposées.

Quoi qu'il en soit, d'une manière générale, la méthode de l'élongation trophique, modifiée ou non, mais surtout non modifiée, est susceptible de donner dans les maux perforants une guérison presque constante et presque toujours durable : résultat qui paraîtra plus saisissant encore si l'on envisage les conditions dans lesquelles se présentaient les maux perforants qui ont été ainsi traités.

a) Presque tous étaient des maux perforants très graves où tous les traitements possibles avaient échoué. En particulier, sur mes opérés personnels, 17 étaient suivis par moi depuis des années, depuis 1888, époque où j'avais, dans le service de M. Théophile Anger, fait un premier travail clinique sur le mal perforant. De temps en temps ils allaient à l'hôpital se reposer une quinzaine, se faire curetter leur ulcère, ou même amputer un orteil. Presque toujours ils en sortaient guéris, mais toujours, aux premières fatigues, le mal récidivait. C'est qu'il s'agissait chez eux, non de ces durillons ou de ces exulcérations simples, comme on en voit tant chez les malades atteints d'affections médullaires, et qui guérissent tout seuls, mais d'ulcérations véritablement perforantes, avec clapiers fétides, séquestres osseux, induration des tissus voisins, de ces maux perforants en un mot que l'on voit seulement dans les salles de chirurgie parce que c'est la lésion locale qui, parfois en réalité, mais toujours au point de vue du malade, domine l'état morbide. Or j'ai pratiqué l'élongation dans tous ces cas, chez quelques-uns depuis des années : je les revois de temps en temps. Tous, sauf un, sont maintenant définitivement guéris. C'est cette série, dont les conditions d'observation ont été exceptionnellement favorables, qui a plus spécialement établi ma conviction relativement à la valeur du traitement que j'ai proposé. Parmi les autres cas que j'ai traités, aucun ne rentre du reste dans la catégorie des maux perforants bénins dont je parlais tout à l'heure et pour lesquels suffisent les moyens médicaux, les pansements, le repos au lit, le port de chaussures spéciales, moyens susceptibles d'en assurer la guérison et la non-récidive ; tous sont relatifs à des maux perforants graves, suppurants et profonds, allant jusqu'à l'os, souvent multiples ou entourés de lésions trophiques diverses et parfois étendues à tout l'avant-pied ou à tout le pied : lésions concomitantes sur lesquelles l'élongation agit naturellement, comme elle agit sur le mal perforant. Quant aux observations des autres chirurgiens, toutes insistent sur l'incurabilité et la gravité des maux perforants en question : les formules diffèrent, mais la conclusion est la même : dans tous les cas c'est de maux perforants considérés par leurs porteurs comme des infirmités définitives qu'il s'agissait. Peut-on en imaginer de plus ancien que celui traité par Roncali et qui, datant de trente ans, a été guéri en quinze jours par l'élongation. Peut-on en imaginer de plus grave que celui dont le traitement est décrit en ces termes par Navarro : « Mon malade, vieil alcoolique, était porteur de troubles trophiques très considérables. Outre des ulcérations trophiques plantaires et dorsales siégeant au niveau du 1er espace interosseux, ulcérations qui communiquaient avec l'articulation dont les os étaient cariés, le gros orteil était presque doublé de volume et les autres beaucoup plus gros qu'à l'état normal. Tout le pied était le siège d'un œdème blanc et dur, nullement lymphatique, mais bien trophique; les ongles épais, recroquevillés; onze jours après l'élongation les ulcères étaient cicatrisés et le pied avait, fait étonnant, repris son volume normal ». Cette gravité des maux perforants traités était utile à signaler au moins pour les médecins, qui, j'ai eu plus d'une fois l'occasion de le constater, n'ont véritablement pas idée de l'étendue des destructions et des altérations trophiques dont s'accompagnent les maux perforants qui viennent se faire soigner par les chirurgiens, si bien que ceux-ci, le plus souvent, ne donneraient pas ce nom, impliquant pour eux l'idée d'une affection véritablement grave, aux hypertrophies épidermiques et aux exulcérations que les médecins connaissent à peu près seules comme maux perforants.

b) Quelques-unes des observations que nous avons réunies renferment du reste des détails qui démontrent avec la plus parfaite netteté que le résultat obtenu dépend bien de l'élongation pratiquée. En voici une par exemple, qui m'est personnelle, où l'élongation du plantaire interne cicatrise un mal perforant du gros orteil mais n'empêche pas l'apparition ultérieure, sous le petit orteil, d'un nouveau mal perforant que l'élongation du plantaire externe guérit à son tour. En voici une autre, plus probante encore, de M. Tuffier, où le malade porteur de maux perforants aux deux pieds, voit guérir ceux seulement du pied où est faite l'élongation quoique ce soit le plus malade. Une observation de Vince est tout à fait analogue. Une enfin, de Finet, a véritablement la valeur d'une expérience. Un malade est porteur de deux maux perforants, l'un sous le gros orteil, l'autre sous le petit; le chirurgien nettoie et panse ces deux ulcères, mais par erreur, n'élonge que le plantaire interne : le mal perforant du gros orteil guérit seul; six mois plus tard, il élonge le plantaire externe : le mal perforant du petit orteil guérit à son tour. De deux maux perforants dans les mêmes conditions de repos, de pansement et de désinfection, celui qui se trouvait sur le territoire du nerf élongé a été le seul à se cicatriser : je crois qu'il serait difficile de trouver rien de plus probant en faveur du traitement des maux perforants par l'élongation trophique.

En résumé je crois que l'on doit considérer aujourd'hui l'élongation nerveuse à distance moyenne, avec traitement direct de la lésion trophique, comme la thérapeutique de choix du mal perforant, la seule susceptible de donner des résultats presque constants et presque toujours durables, à condition que l'on ne modifie point les détails de la technique que j'ai indiquée, soit en négligeant le traitement direct de l'ulcère, soit en substituant à l'élongation le hersage ou la neurothripsie, soit en remplaçant l'intervention nerveuse à distance moyenne par une intervention nerveuse éloignée : toutes variantes que les faits démontrent nettement inférieures à la technique primitive.

B. — ULCÈRES CHRONIQUES DE JAMBE

Les résultats obtenus dans le mal perforant par l'élongation des nerfs ne tardèrent pas à m'inciter à son emploi dans une affection aussi commune et aussi rebelle, dans l'ulcère chronique de jambe, variqueux ou non.

L'ulcère de jambe présente des symptômes sensitifs ou sécrétoires vus par Auzilhon, Gilson et Clado, le professeur Terrier et ses élèves, Sejournet et Schreider; il s'associe souvent à d'autres troubles très nettement trophiques, du côté de la peau avoisinante (Clais), même de la peau du pied, sous forme de véritables maux perforants (Tuffier et Chipault) ou du côté des os (Reclus). Enfin, on y trouve des lésions de névrite interstitielle péri-fasciculaire entrevues par Cornil et Ranvier, puis remarquablement étudiées par Quénu et Gombault. Il y a donc entre l'ulcère chronique de jambe et les ulcérations trophiques de réelles analogies. Je crois qu'on outrepasserait la vérité en disant que l'ulcère chronique de jambe est un trouble trophique : c'est plutôt la résultante d'une dystrophie tissulaire dont les éléments pathogéniques sont multiples et où les troubles circulatoires jouent, d'ordinaire, un rôle beaucoup plus considérable que dans le mal perforant. Il n'en reste pas moins vrai que l'essai de l'élongation trophique s'imposait, pour ainsi dire, dans l'ulcère variqueux.

La preuve c'est que, le principe de l'élongation posé, son application à l'ulcère de jambe a été faite indépendamment et presque simultanément, de trois côtés différents.

Pour ma part, dès le 17 septembre 1897, j'en faisais un premier essai : le nombre de mes observations se monte aujourd'hui à 13, dont 9 déjà publiées, soit dans mes travaux personnels, soit dans la thèse de mon élève Fougères. En seconde ligne, Bardescu, le 7 octobre 1897, appliquait la méthode dans un cas ; son élève Alexandrescu vient de grouper dans sa thèse ses 7 observations actuelles. Enfin, le 31 mars 1899, Paul Delbet présentait un premier cas à la Société de Biologie; on en trouvera 8, dus à ce chirurgien, dans la thèse récente de Silvy.

Si à ces observations, nous joignons celles de Gérard Marchant, de Poncet, d'Otero Acevedo, de San Martin, de de Buck et Vanderlinden, de Jonnescu, nous arrivons à un total de 34 cas, certainement suffisant pour discuter la question en connaissance de cause.

I. *Technique*. — Comme pour le mal perforant, la technique que j'emploie comprend, après une étape de désinfection préliminaire de l'ulcère pour laquelle je préfère les pulvérisations phéniquées, selon la méthode de Gilles de la Tourette, avec, dans leur intervalle, des pansements à l'antipyrine, une étape opératoire proprement dite, comprenant deux temps, un temps d'élongation nerveuse et un temps de traitement direct de l'ulcère.

J'ai toujours pratiqué cette étape opératoire sous l'anesthésie générale chloroformique; je n'ai pas jugé possible, à cause de la multiplicité et de l'étendue des plaies, d'employer la cocaïnisation locale. Je juge préférable aussi de rejeter systématiquement la cocaïnisation rachidienne, qui trouve une contre-indication particulière et formelle dans l'énormité des veines épidurales et pie-mériennes constante chez les variqueux, ainsi que je m'en suis assuré par une série d'injections cadavériques faites autrefois avec mon élève Manoury et dont j'ai eu plus d'une fois depuis l'occasion de contrôler l'exactitude.

Ceci dit, voici la description des deux temps de l'opération.

1° *Temps d'élongation nerveuse.* — L'élongation nerveuse doit, comme pour les autres indications relevant de la méthode, s'adresser au nerf sur le territoire duquel se trouve l'ulcère et porter sur un point de ce nerf situé ni trop près, ni trop loin de l'ulcère; sa proximité trop grande ayant l'inconvénient de créer la plaie opératoire dans des tissus œdématiés ou sclérosés et de mener sur un nerf dont le territoire est trop restreint, son éloignement trop grand pouvant d'autre part annuler l'action trophique de l'élongation. On agira donc sur le saphène externe, ou sur le musculo-cutané, ou sur d'autres nerfs de ce volume. A l'élongation du musculo-cutané, je pense du reste que, s'il s'agit d'un ulcère un peu étendu, surtout d'un ulcère variqueux, on aura tout intérêt à substituer l'élongation du sciatique poplité externe, parce que le tibial antérieur offre une distribution en partie superposée à celle du musculo-cutané et parce qu'en outre il possède un territoire profond qu'il ne paraît pas inutile d'influencer pour agir sur les parois des varices musculaires.

Nous allons décrire successivement les découvertes du saphène interne, du sciatique poplité externe, enfin du saphène externe.

α. Nerf saphène interne. La découverte du nerf saphène interne à l'anneau permet de faire porter l'action trophique sur le vaste territoire, si important à notre point de vue, de toutes les branches cutanées, collatérales ou terminales de ce nerf. Cette découverte s'exécutera suivant les indications données par Letiévant. « Le point préférable, dit-il, est situé un peu au-dessous de son orifice de sortie du canal crural, et pendant qu'il est couché au-devant du tendon du troisième adducteur recouvert seulement par le bord externe du couturier. Donc, coucher le membre sur sa face externe, reconnaître le bord externe du muscle couturier; faire suivant ce bord, un peu en dedans de lui cependant, une incision de six centimètres dont l'extrémité inférieure descendra sur le tiers inférieur de la cuisse, inciser la gaine du couturier; écarter le muscle en dedans à l'aide d'un crochet mousse. On aperçoit alors une lame aponévrotique deprimée, correspondant au sillon qui sépare le muscle vaste interne du long adducteur, puis le tendon de celui-ci. En fouillant sur ce point, en descendant du côté du tendon long adducteur, on découvre, sans trop de recherches, le tendon nacré du troisième adducteur, et le nerf, tranchant sur lui par sa teinte mate et la direction de ses fibres. »

β. Sciatique poplité externe. La découverte du sciatique poplité externe peut se faire à divers niveaux.

Si l'on veut faire porter l'action thérapeutique non seulement sur les branches terminales, musculo-cutané et tibial postérieur, mais encore sur les

collatérales poplitées, sur le territoire desquelles les ulcères de jambe ne siègent du reste que rarement, on devra, étant donnée l'irrégularité du point d'origine de ces collatérales et leur trajet pendant un certain temps parallèle au tronc du sciatique poplité externe, découvrir ce dernier au-dessus du jarret. Dans ce but, le malade étant couché sur le ventre, l'opérateur, placé en dehors, plie le jarret et marque le pli. Puis, la jambe étant bien tendue, il palpe le bord interne du biceps et sur ce bord interne mène une incision de cinq centimètres, commençant ou finissant en bas, suivant le côté, à deux travers de doigt au-dessus du pli du jarret; la peau, le tissu cellulaire sous-cutané, l'aponévrose, sont coupés successivement, avec prudence, pour ne pas sectionner les collatérales cutanées qui peuvent y avoir leur trajet. Alors, le bord interne du biceps apparaît, et sa reclinaison en dehors ayant été facilitée par la flexion de la jambe, on a sous les yeux le sciatique poplité externe et ses collatérales, soit à leur origine, soit, lorsqu'elles naissent plus haut, pendant leur trajet parallèle au tronc d'origine.

Si l'on veut faire porter l'action thérapeutique seulement sur les deux branches terminales du nerf, à l'exclusion des collatérales, on se contentera de découvrir le sciatique poplité externe à la tête péronière, soit en arrière, soit en dessous de cette tête.

a) Pour la découverte en arrière, Velpeau propose la technique suivante : « Le membre, légèrement fléchi, se retourne sur son côté interne. Une incision étendue de la fin de l'espace poplité au commencement de la fosse interosseuse antérieure de la jambe, de manière à suivre la lacune qui sépare le tendon biceps du muscle jumeau, puis à croiser la face externe et antérieure du péroné immédiatement au-dessous de la tête de cet os, remplira parfaitement l'indication. Pour arriver au nerf, le chirurgien aura à diviser successivement la peau, le fascia sous-cutané et l'aponévrose; écartant les tissus au moyen d'une sonde, il découvrira le cordon nerveux entre le muscle jumeau externe, qui reste en dedans et en bas, le tendon du biceps qui se trouve en haut et en dehors avec la tête du péroné et le bord postérieur de cet os ou du muscle long péronier latéral, qui se voit en avant ».

b) Pour la découverte au-dessous de la tête péronière, on suivra, soit le procédé de Letiévant, soit celui que nous avons proposé dans notre *Chirurgie opératoire du système nerveux*, et qui a l'avantage d'entraîner de moindres dégâts musculaires. Voici ce dernier. « La jambe fléchie à angle obtus reposant sur sa face interne, palper la tête péronière très saillante, et au-dessous d'elle, deux interstices musculaires longitudinaux plus ou moins appréciables et qui sont, l'antérieur, l'interstice entre l'extenseur commun des orteils et le long péronier latéral, le postérieur, l'interstice entre le long péronier latéral et le jumeau externe. Sur le premier de ces interstices, et, commençant ou finissant sur le bord inférieur de la tête péronière, mener une incision de quatre centimètres, intéressant successivement la peau, le tissu cellulaire et l'aponévrose. Faire mettre le pied en flexion et abduction, écarter l'extenseur commun des orteils détendu en avant, le long péronier en arrière, et dénuder la fourche nerveuse que ce dernier recouvrait et que forme le sciatique poplité externe au moment où il se divise en musculo-cutané et tibial antérieur. »

J'ai déjà dit que l'on pouvait encore agir isolément sur le musculo-cutané mais que cette intervention indiquée dans les mêmes cas que celle du poplité externe à la tête péronière, m'y semblait inférieure. Je ne la décrirai donc pas.

γ. Saphène externe. Le saphène externe, branche du sciatique poplité interne qui descend en compagnie de la veine de même nom le long de la ligne médiane postérieure de la jambe, d'abord sous- puis sus-aponévrotique, ne prend qu'une part tout à fait minime à l'innervation cutanée de la jambe : il se réserve presque entier pour innerver le pied après son anastomose avec le saphène péronier. Il faudrait dès lors qu'un ulcère de jambe fût situé bien bas pour qu'on ait à agir sur lui. Rien ne serait du reste plus simple. Une incision longitudinale, faite à la partie médiane postérieure du membre, commençant à trois travers de doigt au-dessous du pli du jarret et suivant l'interstice, parfois visible et souvent tangible, des jumeaux, conduirait à travers la peau, le tissu cellulaire sous-cutané et l'aponévrose, incisée sur la sonde cannelée, à la veine à côté de laquelle, en dedans le plus souvent, on découvrirait sans difficulté le nerf.

Telles sont les découvertes utilisables dans le traitement des ulcères de jambe. Elles sont toutes absolument faciles, rendues minutieuses seulement par le volume habituellement considérable des veines chez les sujets traités : des précautions, de la lenteur et, au besoin, quelques ligatures au catgut s'opposeront à toute hémorragie de ce chef.

Quant à l'élongation des nerfs découverts, elle devra se faire en exerçant des tractions sur leur partie périphérique et en faisant ces tractions avec prudence, surtout s'il s'agit d'un variqueux, non seulement à cause de leur petit volume, mais encore à cause de leur fragilité toute particulière chez les malades en question.

2° *Temps de traitement de l'ulcère.* — Le second temps, temps de traitement de l'ulcère, se fera de deux manières différentes.

a) S'il s'agit d'une ulcération de dimensions moyennes, point trop étendue ni trop profonde, il sera préférable d'en tenter l'ablation complète, suivie de réunion par première intention. Dans ce but, on taillera un lambeau fusiforme qui devra, en largeur, dépasser notablement les bords de l'ulcère, et, si possible même, les parties de peau malade au voisinage, et, en hauteur, s'étendre au moins sur une vingtaine de centimètres, pour éviter ultérieurement la constriction circulaire du membre. L'incision ne devra pas dépasser l'aponévrose de la surface de laquelle le lambeau ainsi délimité sera rapidement détaché dans sa totalité. Parfois, une rugination complémentaire de la surface aponévrotique sera nécessaire au point où siégeait l'ulcère. Quant aux bords de la plaie créée, bords qui sont souvent le siège d'une hémorragie abondante, ils devront être attentivement hémostasiés à l'aide de catgut très fin. Reste à suturer ces bords. Avant de l'entreprendre, on s'assurera que la surface aponévrotique du membre est parfaitement nette et que les lèvres de la plaie ne saignent plus : deux conditions essentielles pour qu'on réussisse bien la réunion cherchée. Puis on passera à travers ces lèvres, bien symétriquement, à l'aide d'une aiguille ronde recourbée ne déchirant pas la peau, et sans exercer sur celle-ci de manœuvres susceptibles de diminuer sa vitalité, un nombre considérable de fils de soie très longs. On les liera un à un, en affrontant attentivement, sans se presser. Il faut laisser à la peau le temps de donner toute son élasticité, qui est considérable, mais lente à se manifester : après cinq minutes d'attente, on est surpris d'avoir pu clore, sans exagérer les tractions, une plaie pour laquelle cette occlusion semblait de prime abord impossible. L'intervention, qui demande donc un peu de patience, étant terminée, on recouvre le membre d'un pansement total fortement ouaté et régulièrement compressif. Ajoutons que l'action de l'élasticité cutanée peut être facilitée par une incision complémentaire longitudinale, pratiquée à la partie postérieure du mollet, et que la constriction circulaire qui résulte de la tension de la peau ne paraît avoir aucune influence, même passagère et accessoire, sur la circulation du pied.

b) S'il s'agit d'une ulcération très étendue et très profonde, ou d'une ulcération environnée sur une grande étendue d'une peau sans vitalité, soit amincie et lisse, soit épaissie et pachydermisée, la conduite que nous venons d'indiquer est impossible : on doit seulement ruginer les fongosités du fond, les proliférations épidermiques de la périphérie; en un mot transformer la plaie fétide, septique et escharotique en une surface aussi saine que possible et demander la cicatrisation à une série de pansements successifs.

En somme, dans le premier cas, ce que l'on espère obtenir, c'est la réunion primitive de l'ulcère, et dans le second cas, sa réunion secondaire rapide.

Il va de soi qu'ici comme pour le mal perforant, et même plus encore étant données les difficultés habituelles de la circulation dans les membres atteints d'ulcère chronique, les soins post-opératoires ne devront pas être négligés : l'opéré devra rester étendu la jambe haute, le plus longtemps possible, huit jours au moins, et, la plaie fermée, l'on devra, pendant un certain temps, laisser autour du membre un pansement ouaté, léger et compressif, puis pratiquer des massages prudents qui redonneront à la peau cicatricielle une souplesse qu'elle est loin d'avoir dès l'abord.

Telle est la technique que je suis très rigoureusement; comme celle que j'ai indiquée pour le mal perforant, elle a été plus ou moins modifiée par quelques-uns des chirurgiens qui en ont adopté l'idée directrice :

a) Soit en négligeant le traitement direct de l'ulcère.

b) Soit en substituant à l'élongation à distance moyenne une élongation à plus grande distance, telle que celle du sciatique, ou en remplaçant l'élongation des nerfs par leur neurothripsie, leur hersage ou leur dissociation fasciculaire.

c) Soit en associant, dans le cas très fréquent où l'ulcère est d'origine variqueuse, une intervention veineuse à l'intervention nerveuse.

II. *Résultats.* — L'étude des observations va nous permettre d'apprécier la valeur, absolue et comparée, de ma technique et de ces variantes.

I. — J'insisterai tout d'abord sur mes treize observations.

Les voici en quelques mots.

TABLEAU II

Interventions neurotrophiques pour ulcères de jambe.

1 à 13. *Chipault.* — 1. H. 44; varices. 8 sur 3. Tiers inférieur de la partie antéro-interne de la jambe. Le 17 septembre 1897; elongation du musculo-cutané; ablation et réunion de l'ulcère. Première intention, diminution des varices. 4 ans. — 2. H. 49: varices. 18 sur 6. Bords pachydermisés. En février 1898; élongation des musculo-cutané et saphène interne. Ablation d'un lambeau de 22 sur 6 et demi, réuni à ses extrémités. Premiere intention, sauf au milieu. 3 ans. — 3. H. 47; diabete et traumatisme local. 5 sur 14 et demi. Le 3 mai 1898; élongation du saphène interne et nettoyage. Réunion en trois semaines. 15 mois. — 4. H. 54; 4 sur 8. Peau elephantiasique. Le 9 mai 1899; elongation du saphène interne et nettoyage. Reunion le 18ᵉ jour. 4 mois et demi. — 5. H. 36; varices et pieds déformés. Partie interne du cou-de-pied droit. Le 3 juin 1899; élongation des saphenes externe et interne; réunion de l'ulcere. Première intention. 2 ans. — 6. F. 56; varices. 6 sur 6, sphacélique, partie inférieure du mollet droit. Curettage, pulvérisations phéniquées, puis le 27 août 1899. élongation du poplité externe. Guérison rapide, puis plus lente, complète en mars 1900. 1 an. — 7. H. 62; varices. Ulcère, suite de rupture de varice, à la partie inféro-interne de la jambe. Le 2 janvier 1900; élongation du saphène interne et reunion; ablation d'un paquet variqueux à la partie interne du genou. Première intention. 16 mois. — 8. H. 57; quelques varices. Depuis 20 ans, ulcere au tiers inferieur de la jambe droite, occupant les 4/5 de sa circonférence. Œdeme du pied. Le 7 janvier 1900; élongation des poplites externe et interne, pansement de l'ulcère. Reduction à la dimension d'une piece de 5 francs. — 9. H. 32: hérédite diabétique, pied plat. Partie inféro-externe de la jambe gauche. Pulverisations phéniquées. Le 20 septembre 1900, élongation du poplité externe et pansement de l'ulcere. Réunion en 1 mois. 1 an. — 10. H. 52; varices. 7 sur 5, partie antero-interne de la jambe droite. Le 2 mai 1901, élongation du saphene interne, curettage de l'ulcère. Reunion en 1 mois. Perdu de vue. — 11. H. 30; pieds plats. Ulceres mous échelonnés, à la partie antérieure de la jambe. Traitement specifique infructueux. Le 3 mai 1901; élongation des sciatiques poplités. Reunion en 10 jours. 6 mois. — 12. H. 54; varices. Partie infero-externe du mollet gauche. Le 7 juillet 1902, elongation du poplité externe; pansement de l'ulcere. Réunion en un mois. Non suivi. — 13. F. 51; varices. Ulcère sphacétique du cou-de-pied. Œdeme du pied. Le 8 novembre 1902, elongation des sciatiques poplités. Curettage de l'ulcère. Insuccès partiel.

En résumé, sur mes 13 observations personnelles :

1° Comme résultat primitif :

a) Cinq ulcères ont pu être enlevés dans un lambeau les comprenant. Après ablation de ce lambeau, les bords de la perte de substance ont pu être affrontés complètement trois fois; dans ces trois cas, il y a eu réunion par première intention. Deux fois, les bords n'ont pu être rapprochés que partiellement, en laissant une petite surface centrale cruentée; la réunion s'est faite par première intention sur les parties suturées, par seconde intention sur les autres.

b) Huit ulcères ont pu être seulement désinfectés et ruginés; cinq fois à cause de la minceur et de la fragilité de la peau voisine : dans ces cinq cas la réunion s'est faite par seconde intention, une fois en trois semaines, trois fois en un mois dont une partiellement, la troisième fois en trois mois; une fois à cause de l'état général du sujet à hérédité diabétique : réunion en un mois; une fois à cause de l'étendue de l'ulcère, qui occupait les quatre cinquièmes de la circonférence de la jambe : il avait 22 centimètres de large sur 7 de long et s'est réduit aux dimensions d'une pièce de cinq francs; une fois à cause de la multiplicité des ulcères qui s'échelonnaient sur toute la hauteur de la face antérieure de la jambe.

Soit, comme résultat primitif, sur mes 13 cas, 11 résultats totaux, par première ou seconde intention, et 2 résultats partiels.

2° Les résultats définitifs sont restés les mêmes que ces résultats primitifs.

a) Les ulcères complètement cicatrisés sont restés cicatrisés depuis, pendant tout le temps où j'ai pu les suivre, c'est-à-dire pour la plupart jusqu'à présent. Leur guérison persiste : pour un depuis cinq ans, pour un depuis trois ans, pour deux depuis deux ans, pour un depuis seize mois, pour un depuis quinze mois, pour deux depuis un an, pour un depuis huit mois et demi, pour un depuis quatre mois et demi, pour deux depuis un mois.

b) Les ulcères partiellement cicatrisés ont, de leur côté, gardé leurs dimensions nouvelles et réduites depuis l'opération, c'est-à-dire depuis deux ans dans un cas, depuis trois mois dans l'autre.

En un mot sur 13 cas, j'ai obtenu 13 résultats durables sinon définitifs, dont 11 totaux et 2 partiels.

II. — Les résultats obtenus par les autres chirurgiens qui ont appliqué la méthode de l'élongation nerveuse aux ulcères de jambe ne sont pas moins frappants.

Nous classerons leurs observations suivant la technique pratiquée en :

1° Interventions sur les nerfs périphériques : *a*) sans interventions veineuses; *b*) avec interventions veineuses.

2° Interventions sur le sciatique : *a*) sans interventions veineuses; *b*) avec interventions veineuses.

Tableau II (suite)

Interventions neurotrophiques pour ulcères de jambe.

A. Interventions sur les nerfs périphériques.

a) Sans interventions veineuses.

1-2. *De Buck et Vanderlinden.* — 1. H. 54; supra-malleolaire; eczéma, 8 ans. Le 8 décembre 1899, élongation du poplite externe; ulcere pas touche. Guerison en 6 semaines. — 2. H. 57; 10 sur 10, jambe droite, 4 ans. Le 2 janvier 1900; dissociation des poplite externe et saphene interne; curettage. Guérison en 3 mois.

3. *Otero Acevedo.* — F. 54; varices. Presque circulaire, 10 cent. de haut; tiers inférieur jambe gauche. 3 ans. Le 15 décembre 1899; élongation des saphenes interne et poplite externe. Lavage de l'ulcere. Guérison en 2 mois. 6 mois.

4. *Poncet.* — F. 32; névrite traumatique. Malléole externe. Douleurs. En septembre 1901; élongation du poplité externe; résection du saphène externe et de la veine accompagnante. Curettage. Cessation immédiate des douleurs. Cicatrisation en 15 jours. 3 mois.

b) Avec interventions veineuses.

1 à 12. *Bardescu.* — 1. H. 45; varices. 14 sur 8. Jambe gauche. Le 29 septembre 1897; résection étagée de la veine saphène interne. Le 8 octobre, elongation puis hersage du poplité externe. Guérison le 27 novembre. — 2. H. 50; varices. Deux ulcères, partie inféro-interne jambe gauche. 28 septembre 1897; résection de la saphène; le 7 octobre, élongation du poplité externe. Guérison le 2 novembre. — 3. H. 45; varices. A la jambe gauche, trois ulcères sous-malléolaires. Troubles sensitifs et sudoraux. Le 3 novembre 1899; élongation des musculo-cutané et saphène interne, resection de la veine saphène interne; pansement. Guerison le 20 novembre. — 4. F. 50; varices. Partie infero-interne de la jambe droite. 8 ans. Le 15 novembre 1899 ; resection de la veine saphène interne; élongation du saphene interne; excision de l'ulcère qui ne peut être reuni. Leger sphacèle des bords. Guerison le 23 janvier 1900. — 5. H. 54; varices. Partie postéro-externe de la jambe gauche. 4 ans. Le 8 mars 1900; élongation du saphène interne; resection de la veine saphène interne; curettage de l'ulcère. Guerison le 28 avril. — 6. H. 39; deux ulcères à la partie interne de la jambe gauche. Le 6 mai 1900; résection de la veine saphène interne; élongation du nerf saphène interne à trois travers de doigt au-dessus des ulcères qui sont pansés. Guérison incomplète. — 7. Varices. Elongation du poplité externe; résection étagée de la veine saphene. Guérison. — 8. Varices. Elongation du poplité externe, résection étagée de la veine saphène. Guerison. — 9. Varices. Elongation des saphènes externe et interne; résection etagée de la veine saphene. Guerison. — 10. Varices. Élongation de la saphène externe; resection étagée de la veine saphène. Guerison. — 11. Varices. Élongation des saphènes externe et musculo-cutané; résection étagee de la veine saphène. Guérison. — 12. H. 49. En 1893, résection de la veine saphène interne au-dessus du genou. En 1901, à la suite d'un traumatisme, deux ulcérations au-dessus de la malléole externe. Le 24 janvier 1902, resection du paquet veineux de la jambe, élongation du nerf musculo-cutané, nettoyage des ulceres. On constate que la veine saphene, au-dessus du niveau où elle avait eté reséquée, est reduite à un volume extrêmement petit. Guérison.

Dans un de ses derniers travaux Bardescu a déclaré que la plupart de ses opérés avaient été suivis de 2 à 4 ans, sans recidives.

13. *Jonnescu.* — H. 52: varices. Jambe gauche. Le 10 décembre 1899; ligature de la veine saphène interne; double incision circulaire de la jambe; résection du paquet veineux poplité; élongation du poplité externe. Guerison. Un peu de paresie et d'anesthésie de la jambe. 22 mois.

14. *San Martin.* — H. 58; ulcères multiples de la jambe droite, 12 ans. Resection de la veine saphène interne et élongation avec hersage du nerf peronier. Cicatrisation rapide, puis lente. Guérison.

B. Interventions sur le sciatique.

a) Sans interventions veineuses.

1 à 4. *P. Delbet.* — 1. H. 52; varices. Deux ulceres a chaque jambe. Le 18 mai 1899, hersage du sciatique a droite; a gauche, ligature de la veine saphene et résection de paquets variqueux à la jambe. Ulcères pas touchés. Le 24 mai; guerison de ceux de droite; puis ceux de gauche se cicatrisent. 18 mois. — 2. H. 60; partie interne de la jambe gauche, deux ulcères superposes. Le 24 juin 1899: dissociation du sciatique; pansement. Le 2 juillet; guerison de l'ulcere superieur, l'inférieur est stationnaire. — 3. H. 39; varices. 16 ans. Le 31 mars 1899; dissociation du sciatique- Guérison le 6 octobre. 19 mois. — 4. H. 53; syphilis. Ulcere de 3 sur 6 sous la malléole interne droite; au-dessus, ulcères multiples. Le 6 octobre 1900; dissociation. Guerison des petits ulceres en quelques jours et du malléolaire le 26.

5 à 7. *Gérard Marchant.* — 5. H. 37; varices. Partie interne de la jambe droite. Le 14 novembre 1900; hersage du sciatique. Guérison le 1er decembre. — 6. F. 30; varices. 8 sur 4; malléole interne. Le 19 novembre 1900, hersage du sciatique. Guerison en 7 jours. — 7. H. 22; Au dessus de la malleole interne droite. Le 27 novembre 1900; hersage du sciatique. Guérison en 8 jours.

b) Avec interventions veineuses.

1 à 4. *Paul Delbet.* — 1. H. 60; varices. 6 sur 3 1/2, partie interne jambe gauche. Le 6 avril 1900; ligature de la saphène insuffisante, dissociation du sciatique. Cicatrisation partielle, puis récidive. — 2. H. 29; varices. 8 sur 6, partie interne jambe gauche. Le 18 juillet 1900; ligature de la saphène et dissociation du sciatique. Guérison le 1er septembre. 4 mois. — 3. H. 46; varices. 5 1/2 sur 2 1/2, malléole interne. Le 15 octobre 1900, ligature de la saphene, hersage du sciatique, nettoyage de l'ulcère. Guérison le 13 novembre. — 4. H. 58; varices. Quatre ulceres à la face interne de la jambe droite, un en bas, trois au dessus. Le 15 octobre 1900, ligatures de la saphène et de l'obturatrice; hersage du sciatique; pansement de l'ulcère. Les trois ulceres supérieurs guerissent, l'inferieur reste stationnaire.

En somme, nous avons 29 observations d'auteurs divers avec les résultats globaux suivants :

1° Résultats primitifs : 26 guérisons ; 3 insuccès, dont 1 total et 2 partiels.

2° Résultats ultérieurs : sur les 26 guérisons; 8 non suivies, 4 suivies plusieurs mois, 2 suivies six mois, 1 suivie douze mois, 1 suivie dix-huit mois, 10 suivies de deux à quatre ans.

Mais ici, les procédés ayant quelque peu varié, il ne suffit plus d'envisager ces résultats globaux ; il est utile de les analyser pour chacune des modalités opératoires employées.

Nous avons :

a) Interventions sur les nerfs périphériques — sans interventions veineuses, 4 : 4 guérisons, dont 1 suivie six mois; — avec interventions veineuses 14 : 13 guérisons dont la plupart suivies plusieurs années.

b) Interventions sur le sciatique — sans interventions veineuses, 7 : 1 insuccès dans un cas à deux ulcères superposés, l'ulcère supérieur s'étant seul cicatrisé et encore partiellement ; 6 guérisons dont 1 suivie vingt mois, 1 dix-huit mois et 4 non suivies; — avec interventions veineuses, 4 : 2 guérisons dont 1 suivie six mois ; 2 insuccès dont 1 total dans un cas d'ulcère unique et 1 partiel dans un cas d'ulcères multiples, l'ulcère inférieur ne s'étant pas cicatrisé.

En rapprochant ma statistique personnelle de cette statistique collective, et en comparant entre eux les divers éléments de cette dernière, on voit d'emblée qu'il existe entre les résultats des différences qu'il s'agit d'expliquer.

Leur cause ne serait-elle pas, ici comme pour le mal perforant, dans les nuances de technique que nous avons signalées?

Ces nuances ont porté : sur le traitement veineux concomitant, sur le mode de traitement de l'ulcère, sur la modalité et le siège de l'intervention nerveuse : trois points que nous allons successivement passer en revue.

Le traitement veineux, employé concurremment au traitement nerveux dans les ulcères de jambe, y introduit un élément thérapeutique tout à fait spécial, dont nous devons tout d'abord discuter l'importance.

Il va de soi qu'il ne saurait en être question dans les ulcères de jambe non variqueux. Ces ulcères sont du reste de beaucoup les moins nombreux, surtout si l'on ne compte parmi eux que les cas où l'on peut éliminer avec certitude l'influence de varices profondes. Ils se rencontrent chez les diabétiques, les syphilitiques, à la suite de traumatismes modifiant la circulation et l'innervation du membre. Dans ma statistique je trouve 3 cas de ce genre, avec guérisons suivies un an, huit mois et six mois. Dans la statistique des autres chirurgiens 4 cas, avec 4 guérisons. C'est en somme, soit dit en passant, un groupe tout particulièrement favorable.

Dans les ulcères variqueux, les seuls où l'utilité d'interventions veineuses soit discutable, elles ont été considérées comme indiquées beaucoup plus souvent par les autres chirurgiens que par moi-même.

En effet, je relève :

a) Dans ma statistique personnelle 10 cas d'ulcère variqueux, avec une seule intervention sur les veines, consistant en l'ablation d'un paquet variqueux situé à la partie inférieure de la cuisse.

b) Dans la statistique des autres chirurgiens, 25 cas d'ulcère variqueux, avec 18 interventions veineuses : 12 résections de la veine saphène interne (Bardescu et San Martin), 3 ligatures multiples de la saphène (P. Delbet), 1 ligature de la saphène et de l'obturatrice (P. Delbet), une résection d'un paquet veineux jambier (Bardescu), une résection de paquet veineux poplité avec ligature des veines jambières après double incision circulaire de la jambe (Jonnescu).

Si, d'autre part, je groupe ces faits d'ulcère variqueux au point de vue du résultat, je trouve : 16 cas sans intervention veineuse, 14 succès et 2 insuccès partiels; 19 cas avec intervention veineuse, 16 succès et 2 insuccès. Il n'y a en réalité que peu de différence. L'infériorité relative légère des cas avec intervention veineuse tient, peut-être, à une intensité particulière, dans un certain nombre de ces cas, des altérations vasculaires, entraînant dès lors un état dystrophique plus accentué du membre. Les interventions veineuses doivent donc être exécutées toutes les fois qu'elles sont indiquées par le caractère même des varices, en particulier par une insuffisance valvulaire de la saphène : elles ne peuvent avoir que de bons effets sur la circulation du membre et dès lors sur la cicatrisation de l'ulcère. Mais je me refuse à leur faire jouer un rôle primordial, d'autant plus que les différences de résultats obtenus sont nettement parallèles aux différences mêmes de l'intervention nerveuse dans ses deux temps : traitement de l'ulcère, intervention sur le nerf.

Nous allons le démontrer.

1° Le mode de traitement de l'ulcère n'est point tout d'abord négligeable. La désinfection, l'avivement de ses bords sclérosés ou atrophiés ont été exécutés dans la majorité des cas, mais, semble-t-il, d'ordinaire trop parcimonieusement. Des insuccès ont été dus à la réinfection d'ulcères insuffisamment soignés, réinfection rendant trop laborieuse ou trop prolongée la tâche trophique de l'intervention nerveuse, qui a certainement une action limitée, et comme intensité et comme durée. Il y a tout intérêt à la faciliter. C'est un élément de guérison dont il est difficile de préciser exactement l'importance, mais qu'on a, à mon avis, trop de tendance à négliger.

D'autre part, je suis le seul, sauf Bardescu, dans deux cas évidemment défavorables, puisqu'il n'a pu obtenir l'affrontement, à avoir pratiqué l'excision fusiforme suivie de suture de l'ulcère. Je trouve cependant à cette façon d'agir de multiples avantages. Elle permet d'obtenir beaucoup plus vite la guérison et de réduire au minimum la durée de l'immobilisation post-opératoire, ce qui n'est point négligeable chez certains sujets. Elle assure le recouvrement de la plaie de l'ulcère par une peau bien constituée, que traverse seulement une cicatrice linéaire, et non pas une couche de tissu conjonctif, douée d'une résistance vitale notoirement moindre. Enfin si l'ulcère est de nature variqueuse, elle produit un véritable bas élastique naturel qui n'est peut-être pas sans influence sur la lésion causale. J'ajoute que la cicatrisation linéaire demande moins à l'action trophique qu'une cicatrisation en surface, si bien que dans un cas donné, où l'on aurait obtenu la première, la seconde peut fort bien ne pas l'être. Pour toutes ces raisons, je crois qu'on a tort de négliger l'excision fusiforme suivie de suture. Je sais parfaitement qu'il est de très nombreux cas où, par suite de l'étendue de l'ulcère, de sa multiplicité, des altérations de la peau environnante, elle est inapplicable ; ce n'est pas à ceux-là qu'elle s'adresse, et j'ai dit tout à l'heure la conduite que j'y croyais préférable. Il en est d'autres où on ne peut affirmer d'avance la possibilité de l'affrontement; ici, même dans le doute, on peut le tenter, parce qu'on obtient souvent, en patientant quelques minutes, des affrontements qui paraissaient tout d'abord invraisemblables, et, aussi, parce qu'en cas d'impossibilité seulement partielle ou même d'impossibilité totale de la suture, l'excision substitue à l'ulcère une surface cruentée saine qui sera dans les meilleures conditions pour se réunir secondairement. Il est enfin des cas où la suture est manifestement applicable. En un mot, je me demande pourquoi l'on renoncerait à ce temps, temps d'exception si l'on veut, mais d'exception fréquente, puisque j'ai pu l'exécuter 5 fois sur 13, et qui assure au résultat une élégance et une perfection toutes particulières.

2° Plus importantes encore, à mon avis, sont les modifications introduites dans l'intervention sur le nerf, cet élément essentiel de la technique. J'ai répété, à propos du mal perforant, que c'était l'élongation à distance moyenne qu'il fallait pratiquer et point autre chose ; il en est de même, on va le voir, dans l'ulcère de jambe.

Reprenons notre classification des faits en faits avec intervention sur des nerfs à distance moyenne, et faits avec intervention sur un nerf à grande distance, sur le sciatique.

a) Les interventions à distance moyenne, dans l'ulcère de jambe, ont porté sur le musculo-cutané, le saphène interne, le sciatique poplité externe. Elles ont été au nombre de 31 avec 28 succès complets et 3 succès partiels. Elles ont du reste un peu varié dans leurs caractères : élongation digitale avec traction sur les bouts périphérique et central (Chipault), élongation au dynamomètre de Mathieu, à 3, 4 kilos (Bardescu), élongation digitale puis hersage (Bardescu, San Martin), dissociation fasciculaire (de Buck et Vanderlinden). Ces variantes ne semblent avoir eu aucune influence sur le résultat obtenu. Sur les 31 cas, nous avons en effet 1 dissociation avec

1 succès, 2 hersages avec 2 succès, 28 élongations avec 25 succès complets et 3 partiels, ces derniers relatifs à des ulcères tout particulièrement étendus et rebelles. On peut donc dire que toutes les interventions à distance moyenne se valent au point de vue de leur influence thérapeutique sur l'ulcère.

b) Les interventions à grande distance ont porté sur le sciatique au niveau du bord inférieur du grand fessier. Elles ont toutes consisté dans sa dissociation fasciculaire à la pointe du bistouri, ou dans son hersage avec une petite herse spéciale, herse de Gérard Marchant et Marty. Sur 11 interventions de ce genre on a eu 8 succès et 3 insuccès. C'est, relativement aux interventions à distance moyenne, une quotité d'insuccès importante, et qui le paraîtra d'autant plus qu'il s'agit d'insuccès primitifs et que la plupart des cas d'intervention sur le sciatique ont été suivis beaucoup moins longtemps que les cas d'intervention à distance moyenne. Il est du reste, dans deux de ces insuccès par l'intervention sur le sciatique, des détails qui prouvent, d'une façon tout à fait nette, l'infériorité de l'intervention nerveuse éloignée sur l'intervention nerveuse à distance moyenne. Je m'en voudrais de ne pas y insister. Dans le premier de ces insuccès, il s'agit d'une dissociation fasciculaire du sciatique faite le 24 juin 1899 ; le malade présentait deux ulcères superposés à la face externe de la jambe. Le 30, les ulcères sont profondément modifiés, surtout le supérieur ; les bords sont affaissés, le fond élevé, détergé, bourgeonnant. Le 2 juillet, l'épidermisation de l'ulcère supérieur est presque complète ; on n'en constate pas à l'autre ulcère. Le 18, l'ulcère supérieur est dans le même état ; l'ulcère inférieur se cicatrise à sa périphérie, mais sa surface est devenue suintante. Le malade sort non guéri le 3 août, et rentre ensuite dans un autre hôpital. Le second cas est identique. Il s'agit d'un malade porteur, à la face interne de la jambe, de quatre ulcères : trois supérieurs encerclant la jambe, un inférieur. Le 15 octobre 1900, hersage du sciatique. Le 21 novembre, les trois ulcères supérieurs sont complètement fermés, l'ulcère inférieur persiste ; quoique un peu diminué, il mesure 5 centimètres $\times$ 6 cent. 1/2. Voici deux cas où avec une intervention nerveuse éloignée et des ulcères multiples, ceux de ces ulcères qui sont le plus rapprochés du nerf opéré guérissent seuls ou s'améliorent beaucoup plus que ceux qui en sont distants. C'est véritablement, et donnée par le partisan convaincu de l'intervention sur le sciatique, par Paul Delbet, la preuve la plus satisfaisante de la supériorité thérapeutique des interventions nerveuses à distance moyenne, évidente ici comme pour le mal perforant.

L'étude des incidents notés dans quelques-uns des cas d'ulcère de jambe traités par la méthode de l'intervention trophique va encore, s'il en était besoin, confirmer cette supériorité.

En effet :

1° Sur 31 interventions à distance moyenne, je note, en tout, trois cas avec incidents. Dans deux, ils sont plus qu'insignifiants, un peu d'œdème du pied, quelques douleurs au niveau de la plaie nerveuse, pendant deux ou trois jours. Dans un seul cas, celui de Jonnescu, ils ont été plus sérieux.

Il y eut de la parésie des muscles de la jambe, qui dut être traitée électriquement. Mais cette parésie préexistait en partie à l'intervention ; d'autre part, celle-ci fut très complexe, puisque, outre l'intervention nerveuse, Jonnescu fit la résection d'un énorme paquet variqueux poplité dont l'ablation laissa une perte de substance cutanée de 8 centimètres, et de plus, deux incisions circulaires de la peau de la jambe avec ligature de toutes les veines et sans doute section des rameaux du poplité externe au-dessous du point élongé ; enfin son intervention nerveuse porta sur le sciatique poplité externe à son origine : or je ne remonte jamais aussi haut, et, lorsque j'ai à agir sur les deux branches du sciatique poplité, je les élonge séparément, sans toucher au tronc même de ce nerf ; il ne s'est donc pas agi franchement d'une intervention à distance moyenne et je pourrais aussi bien classer ce fait parmi les interventions éloignées.

2° Sur 11 interventions éloignées, d'autre part, je relève 4 cas avec incidents : deux fois des soubresauts musculaires dans le mollet, une fois de l'hyperesthésie du côté externe du pied, une fois de l'engourdissement des orteils avec refroidissement de la jambe malade.

Je ne voudrais pas du reste qu'on exagérât l'importance de ces remarques ; pas plus avec les interventions éloignées qu'avec les interventions à distance moyenne, il n'y a eu d'incident sérieux ou même réel, sauf dans le cas de Jonnescu, cas grave, traité d'une façon complexe, et où l'on pourrait aussi bien incriminer la résection de l'énorme paquet variqueux poplité, ou surtout les incisions circulaires de la jambe, que l'élongation nerveuse.

En somme, je crois démontré, par les faits nombreux sur lesquels est basée l'étude qui précède, que la méthode de l'élongation trophique trouve dans cette infirmité si fréquente qu'est l'ulcère chronique de jambe, une indication intéressante et fréquente. Si l'on suit rigoureusement la technique que j'ai indiquée : intervention nerveuse à distance moyenne, traitement attentif de l'ulcère, on obtiendra presque constamment la guérison de celui-ci, voire même, dans les cas où l'on aura pu pratiquer son ablation suivie de suture, sa guérison en quelques jours, sous un seul pansement : résultat élégant par excellence. En même temps, les dystrophies cutanées de voisinage, glossy skin, pachydermie, œdème, disparaissent ou s'atténuent. S'il s'agit d'un ulcère variqueux, les varices elles-mêmes, dans bon nombre de cas, sont heureusement influencées, au point que j'ai cru devoir appliquer la méthode de l'élongation trophique à des cas de varices sans ulcère. J'y reviendrai tout à l'heure, mais de cette constatation, je tire dès à présent cette conclusion qu'il est inutile, dans le cas d'ulcère variqueux, pour obtenir un bon résultat, de joindre systématiquement à l'intervention nerveuse une intervention veineuse. On ne pratiquera celle-ci que si elle est formellement indiquée par l'état des veines. Enfin, ici comme pour le mal perforant, je répudie formellement les interventions nerveuses éloignées, manifestement inférieures aux interventions nerveuses à distance moyenne.

C. — INDICATIONS DIVERSES

En dehors des deux indications qui précèdent, fréquemment et brillamment suivies, la méthode de l'élongation trophique a encore été appliquée dans des cas très divers, trop différents les uns des autres pour comporter une étude d'ensemble, mais qui n'en doivent pas moins retenir un certain temps notre attention, d'autant que quelques-uns paraissent ouvrir la voie à des applications nouvelles et intéressantes de la méthode.

Nous les classerons en cas relatifs à des affections avec ou sans ulcérations ; groupement tout à fait artificiel, mais qui a l'avantage de présenter ce groupe disparate par catégories de plus en plus distantes des deux indications bien établies que nous avons étudiées.

Tableau III

Interventions neurotrophiques pour affections diverses.

A. Affections ulcéreuses.

1. *Jaboulay.* — H. 45 ; alcoolique et syphilitique. *Ulcérations gangreneuses du pied et de la jambe.* Distension des filets nerveux entourant l'artere fémorale. Il se forme une grosse phlyctène sous la plante. Guerison en 5 semaines, malgré la marche.
2. *Otero Acevedo.* — H. 28; syphilitique. *Gangrène des deux avant-pieds avec nécrose osseuse et douleurs.* Le 13 decembre 1899 ; a droite elongation, et a gauche hersage du tibial postérieur : nettoyage des parties gangrenées. En fin fevrier 1900, le pied droit est cicatrise ; le pied gauche se met a retrograder, il y apparait un ulcère sous le talon. Le 2 juin, elongation du saphene externe de ce côté et nettoyage. Guerison par progression d'un epiderme venant du territoire de ce nerf.
3. *Chipault.* — H. 32. *Moignon d'amputation de cuisse douloureux et ulcéré* depuis l'ablation d'un nevrome du sciatique. Elongation du sciatique. Guerison des ulcères en 8 jours. Persistance des douleurs.
4. *San Martin* — *Ulcères calleux et rhagades de la main.* Elongation du cubital. Guerison.

5-6. *Chipault.* — 5. H. 51 ; syphilitique et tabétique. *Mal perforant de la gencive inférieure à droite.* Elongation du dentaire a l'épine de Spix ; curettage. Guérison en 15 jours, avec persistance de l'anesthésie. 4 mois. — 6. H. 37. *Destruction du côté gauche de la face par coup de feu* ; joue et nez detruits, œil crevé, bords sclereux et insensibles ; aucun traitement n'amène la cicatrisation. Sympathicothripsie en août 1900. En 4 mois, cicatrisation sauf une petite surface mentonnière. Plus tard la guérison se complete. En juillet 1901, guerison persistante.

B. Affections non ulcéreuses.

7. *Chipault.* — F. 11. *Sclérodermie sur le territoire du saphène externe.* Elongation du poplité externe. Resultat nul.
8. *De Buck.* — F. *Troubles angionévrotrophiques du membre inférieur gauche,* avec douleurs, cyanose, etc. Le 16 juillet 1900 ; dissociation du sciatique. Les troubles douloureux cèdent de suite ; les troubles vasculaires et thermiques progressivement. Départ le 8 août, avec un pied a peu pres normal.

9-10. *De Bovis.* — 9. F. 49. *Maladie de Raynaud,* avec petites tournioles. Élongation du median et du cubital des deux côtes, au-dessus du poignet. Le 30 août, jour de la sortie, les doigts sont moins rouges et les tournioles en regression ; elles ont disparu le 4 janvier 1900, les autres troubles ayant aussi continue a s'attenuer. — 10. H. 35. *Gangrene sèche et douloureuse du pied gauche.* Le 18 octobre, elongation des tibiaux anterieur et postérieur. Le 26 octobre, les deux plaies semblent guéries, mais en une quinzaine, elles se disjoignent, et la gangrene gagne la jambe. Il y avait eu, pendant quelques jours, un peu de diminution de douleurs.

11. *Guelliot.* — *Gangrène senile des extrémites.* Elongation des tibiaux. Resultat nul.

12. *Chipault.* — H. 52. *Varices,* avec vives douleurs revenant tous les soirs et troubles trophiques cutanés, à gauche surtout. En mai 1899, elongation du sciatique. Les douleurs disparaissent, ainsi que les troubles trophiques; les varices diminuent; le 8e jour, la jambe opérée est devenue de beaucoup la moins volumineuse. 8 mois.

13. *Montini.* — F. 18. *Œdème hystérique* du bras droit. Élongation du médian. Diminution progressive de l'œdème. Au bout de 8 mois, légère rechute, qui cède à des massages. 1 an.

14 à 16. — *Chipault.* — 14. H. 52. *Hémiatrophie faciale progressive gauche,* avec troubles vaso-moteurs et hémicranie. Sympathicothripsie. Résultat nul. — 15. H. 38; syphilitique, quelques symptômes de tabes. *Fracture de la clavicule sans trace de cal au 3e mois.* Élongation, au-dessus de l'os, de plusieurs branches superficielles du plexus brachial. Consolidation en 3 semaines. — 16. H. 48; tabétique. *Arthropathies du gros orteil et du cou-de-pied* à droite; douleurs fulgurantes; troubles trophiques cutanés. En octobre 1897; élongation du sciatique. Disparition des douleurs; amélioration des troubles trophiques superficiels. Resultat nul du côté de l'arthropathie.

On voit combien sont disparates ces observations dont la diversité même nous oblige, sous peine de trop nombreuses répétitions, à faire ressortir simplement leurs points les plus intéressants.

I. *Technique.* — Au point de vue technique, presque toutes ces interventions se sont conformées aux principes mêmes de la méthode. L'élongation a d'ordinaire porté, à distance moyenne, sur les nerfs se rendant au territoire dystrophié : plantaires pour une gangrène de l'avant-pied, nerf dentaire pour une ulcération gengivale tabétique; dans certains cas l'intervention nerveuse a dû s'éloigner davantage, le territoire lésé dépendant d'un trop grand nombre de nerfs périphériques : c'est ainsi que dans un cas de varices, et dans un autre de pied tabétique, nous avons fait porter l'intervention sur le sciatique; dans d'autres cas, enfin, l'intervention nerveuse a été modifiée d'une façon toute particulière : Jaboulay, dans un cas d'ulcérations gangreneuses du pied, l'a fait porter sur les filets nerveux entourant l'artère fémorale; nous-même, dans deux cas, l'un de plaie rebelle de la face suite de coup de feu, l'autre d'hémiatrophie faciale, sur le sympathique cervical. Nous reviendrons sur ces modifications intéressantes lorsque nous chercherons à élucider, au point de vue théorique, l'élongation trophique. Ajoutons que, dans le groupe complexe que nous avons en vue, le temps de traitement direct de la région trophique a été quelque peu négligé. Dans les lésions cutanées ulcéreuses il semble que ce soit à tort, car les deux faits les plus brillants de cette série, celui de mal perforant buccal tabétique qui m'appartient, celui surtout de gangrène névritique des avant-pieds, publié par Otero Acevedo, sont relatifs à des cas où ce traitement local n'a pas été négligé. Dans les lésions telles que la sclérodermie, la maladie de Raynaud, les troubles angionévrotrophiques, il est certainement beaucoup plus difficile, sinon impossible à exécuter. Dans les arthropathies trophiques, les retards de consolidation de cal, il est au contraire assez aisé à imaginer; l'ouverture de l'articulation malade, l'évacuation du liquide et des séquestres qu'elle contient, pourraient en particulier, dans le cas d'arthropathie trophique, être un élément important d'une intervention où l'on a avantage à limiter, autant que possible, ce qu'on demande à l'action thérapeutique de l'élongation nerveuse.

II. *Résultats obtenus.* — Au point de vue du résultat obtenu, les observations que nous réunissons ici se classent très diversement.

a) Une première série est formée par les insuccès : tels sont les cas de sclérodermie, de gangrène sénile, d'hémiatrophie faciale, de maladie de Raynaud, de pied tabétique. Dans les trois premiers, le résultat a été nul, dans les deux derniers très médiocre et restreint à la disparition d'ulcérations du bout des doigts pour l'un, à la diminution de quantité du liquide articulaire pour l'autre; à l'avenir, ainsi que je le disais tout à l'heure, je n'interviendrai dans une arthropathie trophique qu'en joignant à l'intervention nerveuse une intervention articulaire, évacuation du liquide et des séquestres, ou mieux encore, résection modelante.

b) Une seconde série comprend une intervention suivie de succès : c'est celle pratiquée par Montini sur le cubital dans un cas d'œdème probablement hystérique du membre supérieur. Mais on ne peut qu'être frappé de la discordance topographique entre le territoire du nerf élongé et l'œdème traité; si l'intervention avait eu une action purement trophique le résultat se serait limité au territoire du cubital, ce qui n'a pas eu lieu. Elle a donc bien plutôt agi par suggestion. Je ne nie point son utilité, puisque, antérieurement, des suggestions d'autre nature étaient restées impuissantes, mais il n'est pas douteux qu'elle ait agi ici par un mécanisme très différent de son mécanisme habituel.

c) Enfin, une troisième série comprend les cas où l'intervention a eu, sur les accidents trophiques ou dystrophiques traités, une influence effective et satisfaisante. Tels sont d'abord tous les cas, très voisins de ceux étudiés dans les chapitres précédents, où il s'agissait d'ulcérations trophiques ; les ulcérations du pied et de la jambe traitées par Jaboulay, les ulcérations de moignon de jambe traitées par moi différaient à peine du mal perforant vrai : en tout cas, c'étaient des ulcérations névritiques; ulcération névritique aussi, la lésion destructive tabétique de la gencive inférieure, avec chute des dents et résorption du rebord alvéolaire, que j'ai guérie par élongation du nerf dentaire : on sait du reste que cette affection est désignée du nom caractéristique de mal perforant buccal; ulcération névritique encore, sans doute, la plaie rebelle de la face que j'ai traitée par sympathicothripsie, et qui rappelait très nettement par ses pourtours calleux et son état stationnaire les maux perforants consécutifs à des plaies simples du pied accompagnées secondairement de névrite; ulcération névritique, enfin, la large plaie gangreneuse des avant-pieds, avec nécrose des métatarsiens, traitée avec un succès complet par Otero Acevedo à l'aide de l'élongation des nerfs tibiaux : l'énormité des lésions existantes, la perfection avec laquelle elles firent place dans ce cas à une cicatrice complète et bien vivante démontrant, soit dit en passant, quelle peut être la puissance d'action de l'élongation trophique. Il est bon d'ajouter que dans ce cas, comme dans les autres cas d'ulcération trophique que je viens de citer, le traitement direct de la lésion locale, désinfection, élimination des parties nécrosées, a été fait avec le plus grand soin. Heureux encore ont été d'autres cas notablement différents ; tel un cas de troubles angioneurotrophiques du membre inférieur gauche où de Buck a obtenu la disparition des douleurs et des troubles vaso-moteurs ; tel aussi un cas de varices douloureuses où j'ai obtenu, par élongation du sciatique, non seulement la disparition des douleurs, mais encore, sans autre traitement, une diminution considérable des varices : constatation à rapprocher de celle que j'ai déjà faite à propos des élongations pour ulcères variqueux et qui me porte à croire que l'élongation des nerfs, par son influence trophique sur les parois des veines variqueuses, est peut-être destinée, au moins dans certains cas, à jouer, dans la thérapeutique de cette infirmité si commune, un rôle intéressant. Mon intervention dans un cas de cal retardé de la clavicule, également fructueux, me semble aussi mériter d'attirer l'attention : les défectuosités du cal, dans certains cas, justifiant sans doute une intervention de cet ordre, associée ou non à la suture osseuse et à un traitement général.

Parmi les indications diverses que nous venons de passer en revue, les ulcérations et les gangrènes trophiques diverses, les varices simples, les dystrophies osseuses méritent en somme d'être retenues. Il est du reste plus que probable qu'à ces indications s'en joindront d'autres voisines, un jour ou l'autre : les dermatoses rebelles à topographie névritique ou radiculaire, les brûlures des régions mobiles, et surtout les brûlures radiographiques, les trophœdèmes, peut-être certaines varicocèles, certaines hypertrophies de la prostate, certaines ulcérations viscérales : il y a là un large champ ouvert à une méthode thérapeutique qui, dès à présent, a fait ses preuves dans nombre d'affections considérées comme incurables.

III

PROCÉDÉS DÉRIVÉS DE L'ÉLONGATION TROPHIQUE

Nous venons de passer en revue les cas, déjà très nombreux, où l'élongation trophique a été exécutée après mise à nu chirurgicale du nerf.

Quelques chirurgiens ont cherché à se passer de cette mise à nu, et à rendre l'intervention non sanglante.

a) Curtillet, d'Alger, dans un cas d'œdème hystérique de la main avec contracture des fléchisseurs des doigts et du poignet, a obtenu la guérison complète des accidents par l'élongation sous-cutanée du plexus brachial exécutée en « tirant le bras tandis qu'un aide fixait la tête et le cou penchés du côté opposé, plaçant ensuite la main et l'avant-bras en extension forcée et dans cette position faisant exécuter au bras tout entier un mouvement forcé d'abduction en haut et en arrière ». Il attribue le résultat obtenu à l'élongation. Mais, comme dans le cas analogue de Montini, où la guérison d'un œdème hystérique de la main a été obtenue par l'élongation sanglante du cubital, il est bien difficile de faire ici, dans le résultat obtenu, la part de la suggestion. En tout cas son mécanisme ne peut être franchement assimilé à celui du résultat obtenu dans les lésions trophiques proprement dites.

b) Crocq, de Bruxelles, a proposé de substituer, dans le traitement du mal perforant, à l'élongation du nerf, sa faradisation, « en appliquant une électrode très petite derrière la malléole interne sur le nerf tibial postérieur et une électrode plus grande d'environ deux centimètres, sur la plante du pied, immédiatement en arrière de l'ulcération, et en faisant passer un courant assez fort pendant un quart d'heure tous les jours, jusqu'à guérison, puis à intervalles de plus en plus éloignés ». En même temps on applique sur l'ulcération des pansements ichthyolés. Il a employé avec succès ce procédé dans deux cas. Dans l'un il s'agissait d'un mal perforant consécutif à une blessure par un clou, et situé sous la tête du deuxième métatarsien, chez un homme de trente-deux ans ne présentant rien de spécial dans ses antécédents héréditaires et personnels. Après six semaines de faradisation journalière, le mal perforant était guéri ; la faradisation fut encore continuée tous les trois jours pendant quinze jours, tous les cinq pendant quinze, puis tous les dix jours pendant un mois. Le malade a été suivi cinq mois sans récidive. Dans l'autre cas il s'agissait d'un cocher âgé de quarante-six ans, chez qui, à la suite d'une fracture de la malléole interne, s'était développé, sous la tête du cinquième métatarsien, un mal perforant rebelle. La faradisation amena une guérison très rapide, mais le malade ayant alors cessé le traitement, il y eut récidive qui céda à un nouveau traitement faradique de cinq mois : cette nouvelle guérison fut suivie huit mois. De ces deux faits intéressants, Crocq conclut que la modification thérapeutique obtenue par l'élongation des nerfs peut également être produite par la faradisation des troncs nerveux et ajoute. « Il ne faudrait cependant pas généraliser trop rapidement cette donnée et croire que la faradisation est capable de guérir tous les maux perforants. Le résultat dépend avant tout de la cause même de l'affection : lorsqu'elle est d'origine centrale, il est évident que l'électrisation du nerf périphérique ne pourra amener, au plus, qu'une amélioration momentanée. Il en est de même si la maladie est due à une cause traumatique qui empêche d'une façon constante le fonctionnement régulier du nerf ; d'autre part, le traitement électrique doit être beaucoup plus long que l'intervention chirurgicale, et chez un malade qui consent à se laisser opérer, le doute n'est pas possible, lorsqu'il s'agit de choisir entre les deux traitements. Mais on rencontre des patients qui refusent catégoriquement toute intervention sanglante, dans ces cas, on pourrait avoir recours au traitement faradique. »

C'est dans ces derniers cas et dans ceux ou par suite des défectuosités de l'état général, toute intervention chirurgicale est impossible, que se trouveront à mon avis les indications de la faradisation comme succédané de l'élongation, non seulement dans le mal perforant, mais encore dans les ulcères variqueux et dans les autres affections trophiques auxquelles cette dernière a été appliquée. Je l'ai utilisée deux fois. Une fois dans un mal perforant gangreneux, chez un diabétique dont les tissus étaient si défectueux et si infectés que je refusai de l'opérer. Au bout de quinze jours de faradisation journalière, l'ulcère était presque guéri, mais le malade, qui demeurait en Savoie, fut rappelé chez lui par des affaires de famille et ne s est plus soigné : l'ulcère a récidivé. Une autre fois il s'agissait d'un petit ulcère malléolaire consécutif à une poussée de phlegmatia, et pour lequel, en présence de la répugnance absolue de la malade vis-à-vis de toute opération, je fis la faradisation du sciatique poplité externe derrière la tête du péroné. Après un mois de séances journalières, l'ulcère était cicatrisé, mais, suivant le conseil de Crocq, je fis suivre ce traitement proprement dit d'une période de deux mois pendant laquelle la faradisation fut pratiquée à intervalles de plus en plus éloignés. Il y a aujourd'hui neuf mois que dure cette guérison.

IV

THÉORIE DE L'ÉLONGATION TROPHIQUE

Il serait intéressant, en terminant cette étude sur l'élongation trophique, de préciser quelle peut être la base théorique de cette méthode, ou tout au moins de rechercher s'il est possible de faire à ce sujet quelques hypothèses. Les recherches histologiques sur les lésions des nerfs élongés ne me semblent rien apprendre à cet égard. Il n'en est peut-être pas de même des récentes recherches sur la nature des troubles trophiques. Suivant Bardescu, utilisant à cet égard la théorie de Marinesco, ces troubles seraient dus à l'abolition, par suite de l'altération des nerfs, des incitations périphériques qui maintiennent les cellules nerveuses centrales chargées d'éléments entretenant la trophicité : l'élongation nerveuse agirait en réveillant par dynamogénie les centres nerveux. Il serait dès lors aisé de comprendre que les interventions faites au voisinage du trouble trophique agissent sur un plus grand nombre d'éléments altérés et aient dès lors une action plus grande. Mais on sait que la théorie de Marinesco est loin d'être acceptée par tous et qu'en général on considère les troubles trophiques comme étant la conséquence d'altérations de filets nerveux spéciaux, de filets vaso-moteurs. L'élongation trophique serait dès lors un chapitre indirect et détourné de la chirurgie du sympathique. C'est là une idée déjà exprimée par de Buck et que j'accepte très volontiers. Elle trouve sa pleine confirmation dans les quelques faits où l'action chirurgicale à but trophique a porté sur le sympathique lui-même. Tels sont mes cas d'écrasement du sympathique cervical pour hémiatrophie faciale et pour plaie rebelle de la face par coup de feu : ce dernier surtout, où le résultat thérapeutique a été particulièrement brillant. Tel est encore le cas de Jaboulay, qui, pour modifier des troubles trophiques du pied d'aspect gangreneux, a dénudé l'artère fémorale et dilacéré les nerfs vaso-moteurs qui l'entourent. Théoriquement d'ordre sympathique, l'élongation trophique peut donc l'être pratiquement dans un certain nombre de cas : je doute qu'elle puisse le devenir d'une façon générale, ou même fréquente. Les interventions sur les nerfs périphériques que nous avons décrites, interventions sans difficultés ni inconvénients et de résultats très satisfaisants ne gagneraient vraiment rien à être remplacées par des interventions sur le système sympathique, plus délicates à localiser, plus laborieuses et même plus dangereuses, enfin dont la valeur thérapeutique n'est pas encore démontrée.

*
* *

Quoi qu'il en soit, la méthode de l'élongation trophique repose aujourd'hui sur un nombre d'observations suffisamment imposant — 137 en tout — pour donner une autorité suffisante aux conclusions qui découlent de leur étude et qui me semblent être les suivantes :

1° L'élongation trophique constitue un mode de traitement facile, inoffensif et fructueux, de toute une série d'affections considérées jusqu'à présent comme à peu près incurables : le mal perforant, les ulcères variqueux, les ulcérations et gangrènes névritiques les plus diverses, les plaies rebelles, etc.

2° L'élongation trophique doit être exécutée avec certaines précautions démontrées utiles par l'expérience.

a) Elle doit s'adresser aux nerfs sur le territoire duquel ou desquels se trouve la lésion trophique.

b) Elle doit porter sur ces nerfs à distance moyenne, ni trop près, ni trop loin de la lésion trophique.

c) Elle doit être accompagnée d'un traitement direct de la lésion trophique : désinfection ou curettage tout au moins et si possible exérèse suivie de suture.

Comme intensité et durée d'action l'élongation est préférable aux interventions nerveuses qu'on lui a parfois substituées : la neurothripsie ou le hersage.

3° L'élongation trophique, avec ces précautions, assure la guérison soit primitive, soit secondaire, et durable, des lésions trophiques traitées, dans l'énorme majorité des cas.

L'élongation nerveuse constitue donc le traitement logique et efficace des lésions trophiques, qui jusqu'à présent étaient restées véritablement rebelles à toutes les tentatives thérapeutiques.

BIBLIOGRAPHIE

ALEXANDRESCU C. — Intinderea nervilor in ulcerile cronice ale gambei, *Teza Bucuresti*, 1900.

BARDESCU N. — Nuoi indicatuini pentrulungarea nervilor periferici, *Soc. Scienc. méd. de Bucarest*, 1er déc., 1897, disc. Juvara, Racoviceanu-Pitesti, Jonnescu. Bull. p. 42. *Spitalul*, 1897, p. 581.

— Sur un cas de mal perforant et sur deux cas d'ulcere variqueux traités par élongation des nerfs, *Trav. Neur. chir. Chipault*, t. IV, 1899, p. 318.

— Eine neue operative Behandlung der varikosen Unterschenkelgeschwüre, *Centr. f. Chirurgie*, 1899, p. 770.

— Un nuoi tratament operatilor varicelor gambei. *Presa medicala romana*, 1900, p. 175.

— Elongation des nerfs dans le traitement de l'ulcere chronique de jambe. *Société de chirurgie de Bucharest*, 12 déc., 1901; *Bulletins et Mémoires*, t. IV, p. 169; disc. Bardescu, Nanu.

— Ulcère chronique de la jambe traité par élongation des nerfs. *Societé de chirurgie de Bucharest*, 13 fevrier 1902. *B. et M.* t. V, p. 41.

BOVIS R. (DE). — Deux cas d'elongation nerveuse (maladie de Raynaud et gangrene des extrémités), *Gaz. Hôp. Paris*, 1900, p. 153.

BUCK K.-J. (DE) et VANDERLINDEN O. — Note sur un cas de mal perforant diabético-traumatique, *Annales Société Médecine*, Gand, 1897.

— Chirurgie du grand sympathique, *Belgique médicale*, 1900, I, p. 577 et 609.

— Traitement de l'ulcère variqueux par l'élongation et la dissociation fasciculaire des nerfs, *Soc. belge de Neurol.*, 29 avril 1900; disc. Crocq, Sano; *Journ. de Neurol.*, 1900, p. 237; Travail in extenso des présentateurs. in *id.*, p. 207.

— Deux cas d'ulcere variqueux traités avec succès par la méthode de Chipault, *Trav. Neur. chir. Chipault*, t. V, 1900, p. 241.

— Nouvelle contribution a la dissociation fasciculaire ou hersage des nerfs dans les troubles angioneurotrophiques, *Soc. belge de Neurol.*, 28 juillet, 1900; *Journ. de Neurol.*, 1900, p. 302.

CHALAIS. — Traitement du mal perforant plantaire par l'elongation des nerfs, Thèse Paris, 1897.

CHIPAULT. — Traitement des maux perforants par l'elongation des nerfs plantaires. *Presse médicale*, 1895, p. 353.

— Le traitement du mal perforant par l'élongation des nerfs plantaires : cinq observation. *Trav. Neur. chir. Chipault*, 1896, p. 333.

— Du traitement du mal perforant par l'élongation des nerfs, *Acad. Méd.*, 21 mars 1897.

— Quatorze cas de mal perforant traités par elongation des nerfs, *Proc. Verb. XIe Congrès Chir.*, 1897, p. 707.

— De la cure radicale du mal perforant, *Publ. per il XXV anno del Insegnamento di Fr. Durante*, t. II, p. 63, Roma, 1898.

— Des effets trophiques de l'élongation des nerfs, application au traitement des ulcères variqueux, *Soc. Biol.*, 1899; Comptes Rendus, p. 280.

— Du traitement du mal perforant par l'élongation des nerfs : bilan actuel de cette technique. *Soc. Neurol.*, 6 juillet 1899; *Rev. neur.*, 1899, p. 524.

— Du traitement des ulcères variqueux par l'élongation des nerfs, *Trav. Neur. chir. Chipault*, t. IV, 1899, p. 227.

— Les conséquences trophiques de l'élongation des nerfs : étude expérimentale et thérapeutique (mal perforant, ulcère variqueux, etc.), *Trav. Neur. chir. Chipault*, t. IV, 1899, p. 273.

— L'elongation des nerfs dans le traitement des lésions trophiques, XIIIe Congrès de medecine, *Section de chirurgie générale*, p. 525; *id. Med. moderne*, 1900, p. 425.

— Une application nouvelle de la méthode de l'elongation trophique : l'ulcere chronique de la jambe. *Soc. neurol.*, 6 juin 1901, *Rev. neur.*, 1901, p. 554.

— De la cure radicale des ulceres variqueux par l'élongation trophique des nerfs, *Bull. médical*, 1901, p. 577.

— Sur quinze nouveaux cas d'élongation trophique, *Soc. neurol.*, 6 nov. 1901; *Rev. neur.*, 1901, p. 1087.

CORDERO. — Sullo stiramento dei nervi nella cura delle ulceri da varici. *Clinica chirurgica*, 1900, sept., p. 810.

CROCQ J. — Le traitement du mal perforant plantaire par la faradisation du nerf tibial postérieur et de ses branches terminales, *Congrès pour l'Avancement des Sciences*, 1899.

Crocq J. — Le traitement du mal perforant par la faradisation du nerf tibial postérieur et de ses branches terminales, *Trav. Neur. chir. Chipault*, t. IV, 1899, p. 324.

— Un cas de mal perforant plantaire périphérique guéri par la faradisation du nerf tibial postérieur, *Soc. belge de Neurol.*, 27 oct., 1900; Travail in extenso, in *Journ. de Neurol.*, 1900, p. 427.

— Un cas de mal perforant plantaire guéri par la faradisation du nerf tibial postérieur. *Soc. belge de Neurol.*, 27 avril 1901; disc. Maréchal, Decroly, de Buck, Libotte. *Journ. de Neurol.*, 1901.

— Art. Belgique, in Chipault, *L'état actuel de la chirurgie nerveuse*, t. I, 1902, p. 640.

Delbet Paul. — Guérison rapide d'un ulcère variqueux par le hersage du sciatique. *Soc. Biologie*, 1899, Comptes Rendus, p. 299.

— Traitement des varices et en particulier des ulcères variqueux par la dissociation fasciculaire du sciatique, *Trav. Neur. chir. Chipault*, t. IV, 1899, p. 292.

— Contribution à l'étude du traitement des ulcères variqueux, *Presse medicale*, 1900, II, 267.

Duplay. — Le mal perforant et son traitement par l'élongation des nerfs. *Trav. Neur. chir. Chipault*, t. IV, 1899, p. 75; *id.*, in *Medecine moderne*, 1897, p. 222: *id.*, in *Cliniques*, t. III, p. 425.

Finet. — Un cas interessant d'elongation des nerfs plantaires pour mal perforant. *Trav. Neur. chir. Chipault*, t. IV, 1899, p. 83.

Fougeres A. — De la cure radicale des ulcères variqueux par l'elongation des nerfs (procedé de Chipault), These Paris, 1899.

— Sur deux nouveaux cas d'ulcère variqueux traites par élongation des nerfs, *Trav. Neur. chir. Chipault*, t. IV, 1899, p. 285.

Halley G. — Perforating ulcers of the foot. *Scottish med. and surg. Journal*, 1898, p. 311, et 1899, p. 527.

Jaboulay. — D'un cas de troubles trophiques du pied et de la jambe traite avec succès par distension des filets nerveux entourant l'artère femorale, *Trav. Neur. chir. Chipault*, t. IV, 1899, p. 327; *id.*, in *Chirurgie du grand sympathique et du corps thyroide*, vol. in-8°, 1900, p. 225.

Jonnesco. — Varices du membre inférieur traitées par le procede Moreschi combine, *Soc. chir. Bucharest*, 14 nov., 1901, *Bulletins et Mémoires*, IV, p. 138.

Labbé J. — Contribution a l'etude du mal perforant plantaire, Thèse Paris, 1897.

Mariani C. — Un caso di mal perforante del piede curato collo stiramento del nervo plantare, *Policlinico*, *Sezione pratica*, 1901, fasc. 36, p. 1135.

Monod L. — Contribution à l'étude du mal perforant plantaire, Thèse Paris. 1897.

Montini A. — Contributo alla cura delle lesioni trofiche nel metodo Chipault, *Gazzetta degli Ospedali e delle cliniche*, 1900, II, 1351; *id.*, in *Trav. Neur. chir. Chipault*, t. VI, 1901, p. 139.

Navarro A. — Deux cas de mal perforant traités par la méthode de Chipault, *Trav. Neur. chir. Chipault*, t. VI, 1901, p. 59.

Negri G. — Ancora alcune parole sullo stiramento dei nervi nella cura delle ulceri da varici, *Clinica chirurgica*, 1901, p. 799

Otero Acevedo M. — Un caso de mal perforante plantar, curado por el estiramiento del nervio tibial posterior, *Revista ibero-americana de ciencias medicas*, t. VI, 1900, p. 253.

— Un caso de ulcera callosa, curada por el estiramento de nervios, *Revista ibero-americana de ciencias medicas*, t. VI, 1900, p. 257; *id.*, in *Trav. Neur. chir. Chipault*, t. VI, 1901, p. 143.

— Gangrène névritique des pieds. Elongation des tibiaux puis du saphène externe. Guérison, *Trav. Neur. chir. Chipault*, t. V, 1900, p. 243.

— Art. Espagne in Chipault, *L'etat actuel de la chirurgie nerveuse*, t. I, 1902, p. 855 (observations Ramonede, San-Martin).

Péraire M. — De la guerison définitive des maux perforants plantaires par la methode de Chipault, *Trav. Neur. chir. Chipault*, t. VI, 1901, p. 62; et *XIIIe Congrès Intern. de Médecine*; *Section Chirurgie*. C. R. p. 533.

Quervain (De). — Art. Suisse, in A. Chipault, *L'état actuel de la chirurgie nerveuse*, t. I, 1902, p. 790.

Ritzo B.-P. — Art. Turquie, in Chipault. L'état actuel de la chirurgie nerveuse, t. II, 1903, p. 651 (obs. Hagapoff.)

Roncali D.-B. — Sopra due casi di mal perforante plantare, guariti collo stiramento dei nervi nel cui territorio avevano sede le ulceri, *Policlinico*, 1900, p. 1409.

RONCALI D.-B. — Sull ulcera perforante del piede e sulla sua cura collo stiramento dei plantari. *Policlinico*, 1901, p. 217.

RUINI. — *Rev. Veneta di Scienze mediche*, 1898, 15 avril.

SICK. — Dehnung des Nervus tibialis bei mal perforant. *Œrtzlicher Verein in Hamburg*, 10 décembre 1901; *Deutsche medicinische Wochenschrift*, 1902, p. 46.

SILVY L.-A. — Du traitement des ulcères variqueux par la dissociation fasciculaire du nerf sciatique, Thèse Paris, 1900.

SOULIER F. — Un cas de mal perforant traité avec succès par élongation nerveuse, *Trav. Neur. chir. Chipault*, t. IV, 1899, p. 85.

THEVENOT. — Elongation du sciatique poplité externe et resection partielle du saphène externe pour un ulcère traumatique récidivant de la jambe droite a forme nevralgique. Guérison. *Gaz. Hôp. Paris*, 1902, p. 129.

VANVERTS J. — Un cas de mal perforant traite par elongation des nerfs, *Trav. Neur. chir. Chipault*, t. IV, 1899, p. 161.

VERNEUIL. — Sur un cas de guérison (suivie deux ans) de mal perforant traité par élongation des nerfs plantaires, *Trav. Neur. chir. Chipault*, 1901, p. 90.

VINCE. — Elongation nerveuse dans le mal perforant, *Cercle médical de Bruxelles*, 1901, 7 juin.

VINCENT G. — Art. ALGÉRIE, in Chipault, *L'état actuel de la chirurgie nerveuse*, t. I, 1902. p. 525 (observation Curtillet).

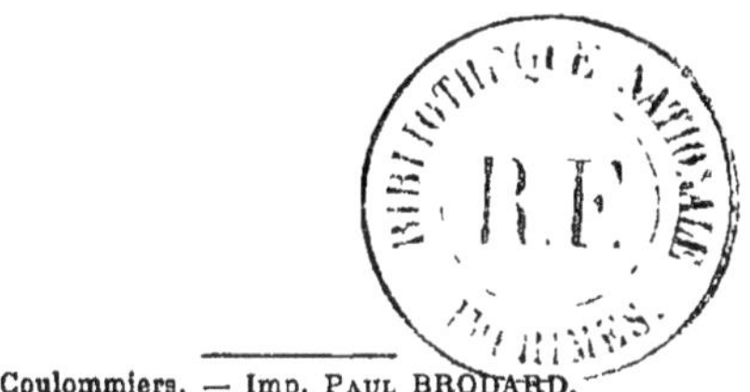

Coulommiers. — Imp. PAUL BRODARD.

péritoine, par COURTOIS-SUFFIT. — *Maladies de la bouche et du pharynx*, par A. RUAULT, médecin honoraire de la Clinique laryngologique de l'Institution nationale des Sourds-Muets.

TOME V. — 1 vol. grand in-8° de 944 pages, avec figures en noir et en couleurs dans le texte : **18** fr.

Maladies du foie et des voies biliaires, par A. CHAUFFARD, professeur agrégé, médecin des hôpitaux. — *Maladies du rein et des capsules surrénales*, par A. BRAULT, médecin de l'hôpital Lariboisière. — *Pathologie des organes hématopoiétiques et des glandes vasculaires sanguines, moelle osseuse, rate, ganglions, thyroïde, thymus*, par G.-H. ROGER, professeur agrégé, médecin des hôpitaux.

TOME VI. — 1 vol. grand in-8° de 612 pages, avec figures dans le texte : **14** fr.

Maladies du nez et du larynx, par A. RUAULT. — *Asthme*, par E. BRISSAUD, professeur à la Faculté de médecine de Paris, médecin de l'hôpital Saint-Antoine. — *Coqueluche*, par P. LE GENDRE, médecin des hôpitaux. — *Maladies des bronches*, par A.-B. MARFAN, professeur agrégé à la Faculté de médecine de Paris, médecin des hôpitaux. — *Troubles de la circulation pulmonaire*, par A.-B. MARFAN. — *Maladies aiguës du poumon*, par NETTER, professeur agrégé à la Faculté de médecine de Paris, médecin des hôpitaux.

TOME VII. — 1 vol. grand in-8° de 550 pages, avec figures dans le texte : **14** fr.

Maladies chroniques du poumon, par A.-B. MARFAN, professeur agrégé à la Faculté de médecine de Paris, médecin des hôpitaux. — *Phtisie pulmonaire*, par A.-B. MARFAN. — *Maladies de la plèvre*, par NETTER, professeur agrégé à la Faculté de médecine de Paris, médecin des hôpitaux. — *Maladies du médiastin*, par A.-B. MARFAN.

TOME VIII. — 1 vol. grand in-8° de 580 pages, avec figures dans le texte : **14** fr.

Maladies du cœur, par M. ANDRÉ PETIT, médecin des hôpitaux. — *Maladies des vaisseaux sanguins*, par W. ŒTTINGER, médecin des hôpitaux.

Sous Presse : TOMES IX et X (*Maladies du système nerveux*).

Traité

DE

Technique Opératoire

PAR

CH. MONOD

PROFESSEUR AGRÉGÉ A LA FACULTÉ DE MÉDECINE DE PARIS
CHIRURGIEN DE L'HOPITAL SAINT-ANTOINE, MEMBRE DE L'ACADÉMIE DE MEDECINE

ET

J. VANVERTS

ANCIEN INTERNE LAURÉAT DES HOPITAUX DE PARIS
CHEF DE CLINIQUE A LA FACULTE DE MÉDECINE DE LILLE

2 *forts volumes grand in-8°, formant ensemble* 1960 *pages et illustrés de* 1908 *figures dans le texte.* **40** *fr.*

Traité de Pathologie générale

PUBLIÉ PAR

CH. BOUCHARD

MEMBRE DE L'INSTITUT
PROFESSEUR DE PATHOLOGIE GÉNÉRALE A LA FACULTÉ DE MÉDECINE DE PARIS

SECRÉTAIRE DE LA RÉDACTION

G.-H. ROGER

Professeur agrégé à la Faculté de médecine de Paris. Médecin des hôpitaux.

COLLABORATEURS :

MM. ARNOZAN — D'ARSONVAL — BENNI — P. BEZANÇON — R. BLANCHARD — BOINET — BOULAY — BOURCY — BRUN — CADIOT — CHABRIÉ — CHANTEMESSE — CHARRIN — CHAUFFARD — J. COURMONT — DEJERINE — PIERRE DELBET — DEVIC — DUCAMP — MATHIAS DUVAL — FÉRÉ — GAUCHER — GILBERT — GLEY — GOUGET — GUIGNARD — LOUIS GUINON — J.-F. GUYON — HALLÉ — HÉNOCQUE — HUGOUNENQ — M LABBÉ — LAMBLING — LANDOUZY — LAVERAN — LEBRETON — LE GENDRE — LEJARS — LE NOIR LERMOYEZ — LESNÉ — LETULLE — LUBET-BARBON — MARFAN — MAYOR — MENETRIER — NETTER — PIERRET — RAVAUT — G.-H. ROGER — GABRIEL ROUX — RUFFER — SICARD — RAYMOND TRIPIER — VUILLEMIN — FERNAND WIDAL.

6 volumes grand in-8°, avec figures dans le texte : **126** fr.

TOME I

1 vol. grand in-8° de 1018 pages avec figures dans le texte : **18** fr.

Introduction à l'étude de la pathologie générale. — Pathologie comparée de l'homme et des animaux. — Considérations générales sur les maladies des végétaux. — Pathogénie générale de l'embryon. Tératogénie. — L'hérédité et la pathologie générale. — Prédisposition et immunité. — La fatigue et le surmenage. — Les Agents mécaniques. — Les Agents physiques. Chaleur. Froid. Lumière. Pression atmosphérique. Son. — Les Agents physiques. L'énergie électrique et la matière vivante. — Les Agents chimiques. Les caustiques. — Les intoxications.

TOME II

1 vol. grand in-8° de 940 pages avec figures dans le texte : **18** fr.

L'Infection. — Notions générales de morphologie bactériologique. — Notions de chimie bactériologique. — Les microbes pathogènes. — Le sol, l'eau et l'air, agents des maladies infectieuses. — Des maladies épidémiques. — Sur les parasites des tumeurs épithéliales malignes. — Les parasites.

TOME III

1 vol. in-8° de 1400 pages, avec figures dans le texte,
publié en deux fascicules : **28** francs.

Fasc. I. — Notions génerales sur la nutrition à l'état normal. — Les troubles préalables de la nutrition. — Les réactions nerveuses. — Les processus pathogéniques de deuxième ordre.

Fasc. II. — Considérations préliminaires sur la physiologie et l'anatomie pathologiques. — De la fievre. — L'hypothermie. — Mécanisme physiologique des troubles vasculaires. — Les désordres de la circulation dans les maladies. — Thrombose et embolie. — De l'inflammation. — Anatomie pathologique générale des lésions inflammatoires. — Les altérations anatomiques non inflammatoires. — Les tumeurs.

TOME IV

1 vol. in-8° de 719 pages avec figures dans le texte : **16** fr.

Évolution des maladies. — Sémiologie du sang. — Spectroscopie du sang. Sémiologie. — Sémiologie du cœur et des vaisseaux. — Sémiologie du nez et du pharynx nasal. — Sémiologie du larynx. — Sémiologie des voies respiratoires. — Sémiologie générale du tube digestif.

TOME V

1 fort vol. de 1180 pages in-8°, avec nombreuses figures dans le texte : **28** fr.

Sémiologie du foie. — Pancreas. — Analyse chimique des urines. — Analyse microscopique des urines (Histo-bactériologie). — Le rein, l'urine et l'organisme. — Sémiologie des organes génitaux. — Sémiologie du système nerveux.

TOME VI

1 vol. in-8° de 935 pages : **18** fr.

Les troubles de l'intelligence. — Sémiologie de la peau. — Semiologie de l'appareil visuel. — Sémiologie de l'appareil auditif. — Considérations génerales sur le diagnostic et le pronostic. — Diagnostic des maladies infectieuses par les méthodes de laboratoire. — La diazoréaction d'Ehrlich. — Valeur de la formule hémoleucocytaire dans les maladies infectieuses. — Cyto-diagnostic des épanchements séro-fibrineux et du liquide céphalo-rachidien — Ponction lombaire. — Applications cliniques de la cryoscopie. — L'épreuve du vésicatoire. — De l'élimination provoquée comme methode de diagnostic. — Les rayons de Rœntgen et leurs applications médicales. — Thérapeutique générale. — Hygiene.

COLLECTION DE PLANCHES MURALES

DESTINÉES A

L'ENSEIGNEMENT DE LA BACTÉRIOLOGIE

PUBLIÉE PAR

L'INSTITUT PASTEUR DE PARIS

La collection comprend actuellement 65 planches du format 80×62 centimetres, tirees sur papier toile tres fort et munies d'œillets permettant de les suspendre sur deux pitons. La collection entiere est réunie dans un carton disposé spécialement à cet effet. (*Elle est accompagnée d'un texte explicatif rédigé en trois langues : français, allemand, anglais.*)

Prix de la collection : 250 francs (port en sus).

(*Les planches ne sont pas vendues séparément.*)

TRAITÉ DE CHIRURGIE

Publié sous la direction

DE MM.

Simon DUPLAY

Professeur de clinique chirurgicale à la Faculté de médecine de Paris
Chirurgien de l'Hôtel-Dieu
Membre de l'Académie de médecine.

Paul RECLUS

Professeur agrégé à la Faculté de médecine de Paris
Secrétaire général de la Société de Chirurgie
Chirurgien des hôpitaux
Membre de l'Académie de médecine.

PAR MM.

**BERGER — BROCA — PIERRE DELBET — DELENS — DEMOULIN
J.-L. FAURE — FORGUE — GÉRARD-MARCHANT — HARTMANN — HEYDENREICH
JALAGUIER — KIRMISSON — LAGRANGE — LEJARS
MICHAUX — NÉLATON — PEYROT — PONCET — QUÉNU — RICARD
RIEFFEL — SEGOND — TUFFIER — WALTHER**

DEUXIÈME ÉDITION, ENTIÈREMENT REFONDUE

8 forts volumes grand in-8°, avec nombreuses figures dans le texte. . . **150** fr.

TOME PREMIER. 1 fort vol. de 912 pages, avec 218 figures . . **18** fr.

Reclus. Inflammations. — Traumatismes. — Maladies virulentes.
Quénu. Des Tumeurs
Broca. Peau et tissu cellulaire sous-cutané.
Lejars. Lymphatiques, muscles, synoviales tendineuses et bourses séreuses

TOME II. 1 fort vol. de 996 pages, avec 361 figures. . . . . . . **18** fr.

Lejars Nerfs.
Michaux. Artères.
Quénu. Maladies des veines.
Ricard et Demoulin. Lésions traumatiques des os.
Poncet. Affections non traumatiques des os.

TOME III. 1 fort vol. de 940 pages, avec 285 figures. . . . . . **18** fr.

Nélaton. Traumatismes, entorses, luxations, plaies articulaires.
Lagrange Arthrites infectieuses et inflammatoires.
Quénu. Arthropathies. Arthrites sèches. Corps étrangers articulaires
Gérard-Marchant. Maladies du crâne.
Kirmisson. Maladies du rachis.
Simon Duplay. Oreilles et Annexes.

TOME IV. 1 fort vol. de 896 pages, avec 354 figures. . . . . **18** fr.

Delens. Œil et annexes.
Gérard-Marchant. Nez, fosses nasales, pharynx nasal et sinus.
Heydenreich. Mâchoires

TOME V. 1 fort vol. de 948 pages, avec 187 figures. . . . . . **20** fr.

Broca. Vices de développement de la face et du cou. Face, lèvres, cavité buccale, gencives, langue, palais et pharynx.
Hartmann. Plancher buccal, glandes salivaires, œsophage et larynx.
Broca. Corps thyroïde.
Walther. Maladies du cou.
Peyrot. Poitrine.
Delbet. Mamelle.

TOME VI. 1 fort vol. de 1127 pages, avec 218 figures. . . . . . **20** fr.

Michaux. Parois de l'abdomen.
Berger. Hernies.
Jalaguier. Contusions et plaies de l'abdomen. Lésions traumatiques et corps étrangers de l'estomac et de l'intestin.
Hartmann. Estomac.
Jalaguier. Occlusion intestinale. Péritonites. Appendicite.
Faure et Rieffel. Rectum et Anus.
Quénu. Mésentère. Rate. Pancréas.
Segond. Foie.

TOME VII. 1 fort vol. de 1272 pages, avec 297 figures dans le texte. **25** fr.

Walther. Bassin.
Rieffel. Affections congénitales de la région sacro-coccygienne.
Tuffier. Rein. Vessie. Uretères. Capsules surrénales.
Forgue. Urèthre et prostate.
Reclus. Organes génitaux de l'homme.

TOME VIII. 1 fort vol. de 971 pages, avec 163 figures dans le texte. **20** fr.

Michaux. Vulve et Vagin.
Pierre Delbet. Maladies de l'utérus.
Segond. Annexes de l'utérus, ovaires, trompes, ligaments larges, péritoine pelvien.
Kirmisson. Maladies des membres.

TABLE ALPHABÉTIQUE des 8 volumes du *Traité de Chirurgie.*

Traité de Microbiologie

Par E. DUCLAUX

Membre de l'Institut, Directeur de l'Institut Pasteur, Professeur à la Sorbonne et a l'Institut agronomique.

TOME I. — MICROBIOLOGIE GÉNÉRALE

TOME II. — DIASTASES, TOXINES ET VENINS

TOME III. — FERMENTATION ALCOOLIQUE

TOME IV. — FERMENTATIONS VARIÉES DES DIVERSES SUBSTANCES TERNAIRES

Chaque volume grand in-8°, avec figures dans le texte. **15** fr.

Le *Traité de Microbiologie* formera 7 volumes qui paraîtront successivement.

Divisions de l'Ouvrage. — Tome V. Fermentations diverses des substances azotees. — Tome VI. Applications industrielles et agricoles. — Tome VII. Applications physiologiques.

Traité élémentaire de Clinique Thérapeutique

Par le Dr Gaston LYON

Ancien chef de clinique médicale à la Faculte de medecine de Paris

Quatrieme édition revue et augmentée. 1 vol. gr. in-8° de 1540 pages. Relié peau. **25** fr.

Traité de Chirurgie d'urgence

Par Félix LEJARS

Professeur agrége a la Faculte de medecine de Paris, Chirurgien de l'Hôpital Tenon, membre de la Societe de Chirurgie.

TROISIÈME ÉDITION, REVUE ET AUGMENTÉE

1 volume grand in-8° de 1005 pages, avec 751 figures, dont 351 dessinées d'après nature par le Dr E. Daleine, et 172 photographies originales, relié toile. . . . . **25** fr.

LES MALADIES INFECTIEUSES

Par G.-H. ROGER

Professeur agrége à la Faculte de medecine de Paris
Medecin de l'Hôpital de la porte d'Aubervilliers, Membre de la Société de Biologie

1 vol. in-8° de 1520 pages publié en 2 fascicules avec figures dans le texte. **28** fr.

Les Difformités acquises de l'Appareil locomoteur

PENDANT L'ENFANCE ET L'ADOLESCENCE

PAR

Le Dr E. KIRMISSON

Professeur de clinique chirurgicale infantile à la Faculté de medecine
Chirurgien de l'hôpital Trousseau, Membre de la Societe de Chirurgie
Membre correspondant de l'*American orthopedic Association*

1 volume in-8°, avec 430 figures dans le texte. . . . . . . **15** francs.

Ce volume fait suite au **Traité des Maladies chirurgicales d'origine congénitale**, 1 vol. gr. in-8° avec 312 figures et 2 planches en couleurs. (*Publié en* 1898). . . . **15** fr.

Ces deux ouvrages constituent un véritable traité de Chirurgie orthopédique.

Les Maladies du cuir chevelu. I. *Maladies séborrhéiques*. Séborrhée, Acnés, Calvitie, par le Dr **R. SABOURAUD**, chef du laboratoire de la Ville de Paris à l'hôpital Saint-Louis. 1 vol. in-8°, avec 91 fig. dans le texte, dont 40 aquarelles en coul. **10** fr.

Manuel de Pathologie externe, par MM. **RECLUS, KIRMISSON, PEYROT, BOUILLY**, professeurs agrégés à la Faculté de médecine de Paris, chirurgiens des hôpitaux. Nouvelle Edition illustrée. 4 volumes in-8°. . . . . **40** fr.

Chaque volume est vendu séparément. . . . . **10** fr.

Manuel pratique du Traitement de la Diphtérie. *Sérothérapie, Tubage, Trachéotomie*, par M. **DEGUY**, chef du Laboratoire de la Faculté à l'hôpital des Enfants (Service de la diphtérie) et **B. WEILL**, moniteur de tubage et de trachéotomie de la Faculté à l'hôpital des Enfants-Malades. Introduction par **A.-B. MARFAN**, professeur agrégé. 1 vol. in-8° broché, avec figures et photographies dans le texte. . . . . **6** fr.

Précis d'Histologie, par **Mathias DUVAL**, professeur d'histologie à la Faculté de médecine de Paris, membre de l'Académie de médecine. *Deuxième édition, revue et augmentée*. 1 fort volume grand in-8° de 1020 pages, avec 427 figures dans le texte. . **18** fr.

Précis de Manuel opératoire, par **L.-H. FARABEUF**, professeur à la Faculté de médecine de Paris, membre de l'Académie de médecine. *Nouvelle édition*. 1 volume in-8°, avec 799 figures dans le texte. . . . . **16** fr.

Leçons cliniques de Chirurgie infantile, par **A. BROCA**, chirurgien de l'Hôpital Tenon (Enfants-Malades), professeur agrégé. 1 vol. in-8° br., avec 75 fig. et 6 planches hors texte en photocollographie. . . . . **10** fr.

Traité d'Hygiène, par **A. PROUST**, professeur d'hygiène de la Faculté de médecine de l'Université de Paris, membre de l'Académie de médecine, inspecteur général des Services sanitaires. *Troisième édition, revue et considérablement augmentée*, avec la collaboration de **A. NETTER**, professeur agrégé, et **H. BOURGES**, chef du laboratoire d'hygiène à la Faculté de médecine. Ouvrage couronné par l'Institut et la Faculté de médecine. 1 vol. in-8°, avec figures et cartes dans le texte, publié en 2 fascicules. En souscription. . . **18** fr.

Les Tics et leur Traitement par **Henry MEIGE** et **E. FEINDEL**. Préface de M. le professeur **BRISSAUD**. 1 vol. in-8° de 640 pages. . . . . **6** fr.

Bibliothèque Diamant

DES

Sciences médicales et biologiques

A L'USAGE DES ÉTUDIANTS ET DES PRATICIENS

Cette Collection est publiée dans le format in-16 raisin, avec nombreuses figures dans le texte, cartonnage à l'anglaise, tranches rouges.

DERNIERS VOLUMES PUBLIÉS

ARTHUS. — **Éléments de Chimie physiologique,** par MAURICE ARTHUS, chef du laboratoire à l'Institut Pasteur de Lille. *Quatrième édition, revue et corrigée.* 1 vol., avec figures . . . . **5** fr.

— **Éléments de Physiologie,** par MAURICE ARTHUS. 1 vol. avec fig. **8** fr.

BARD. — **Précis d'Anatomie pathologique,** par M. L. BARD, professeur à la Faculté de médecine de Lyon, médecin de l'Hôtel-Dieu. *Deuxième édition, revue et augmentée.* 1 vol. avec 125 figures. . . . . **7** fr. **50**

BERLIOZ. — **Manuel de Thérapeutique,** par le Dr F. BERLIOZ, professeur à l'Université de Grenoble, directeur du bureau d'hygiène et de l'Institut sérothérapique, avec une Préface du professeur BOUCHARD, membre de l'Institut. *Quatrième édition, revue et augmentée.* 1 vol. . . . **6** fr.

— **Précis de Bactériologie médicale,** par F. BERLIOZ, avec une préface du professeur LANDOUZY. 1 vol. avec figures. . . . . **6** fr.

DIEULAFOY. — **Manuel de Pathologie interne,** par le professeur G. DIEULAFOY, membre de l'Académie de médecine. *Treizième édition entièrement refondue et augmentée.* 4 vol., avec figures en noir et en couleurs. . . . . **28** fr.

LAUNOIS. — **Manuel d'Anatomie microscopique et d'Histologie,** par M. P.-E. LAUNOIS, professeur agrégé à la Faculté de médecine, médecin des hôpitaux. Préface de M. le professeur MATHIAS DUVAL. *Deuxième edition entièrement refondue.* 1 vol., avec 261 figures . . . . . **8** fr.

RUDAUX. — **Précis élémentaire d'Anatomie, de Physiologie et de Pathologie,** par P. RUDAUX, ancien chef de clinique à la Faculté de médecine de Paris, avec préface, par M. RIBEMONT-DESSAIGNES, professeur agrégé à la Faculté de Paris. 1 vol. avec 462 figures . . . **8** fr.

SPILLMANN et HAUSHALTER. — **Manuel de Diagnostic médical et d'Exploration clinique,** par P. SPILLMANN, professeur de clinique médicale à la Faculté de médecine de Nancy, et P. HAUSHALTER, professeur agrégé. *Quatrième édition entièrement refondue.* 1 vol., avec 89 figures . . . . **6** fr.

THOINOT et MASSELIN. — **Précis de Microbie.** *Technique et microbes pathogènes*, par M. le Dr L.-H. THOINOT, professeur à la Faculté de médecine de Paris, médecin des hôpitaux, et E.-J. MASSELIN, médecin-vétérinaire. Ouvrage couronné par la Faculté de médecine (Prix Jeunesse). *Quatrième édition entièrement refondue.* 1 vol., avec figures en noir et en couleurs . . . . **8** fr.

WURTZ. — **Précis de Bactériologie clinique,** par M. le Dr R. WURTZ, professeur agrégé à la Faculté de médecine de Paris, médecin des hôpitaux. *Deuxième édition, revue et augmentée*, avec tableaux synoptiques et figures dans le texte. 1 volume. . . . . **6** fr.

Traité
de
Physique Biologique

PUBLIÉ SOUS LA DIRECTION DE MM.

D'ARSONVAL
Professeur au Collège de France
Membre de l'Institut et de l'Académie de médecine

GARIEL
Ingénieur en chef des Ponts et Chaussées
Professeur à la Faculté de médecine de Paris
Membre de l'Académie de médecine.

CHAUVEAU
Professeur au Muséum d'histoire naturelle
Membre de l'Institut et de l'Académie de médecine.

MAREY
Professeur au Collège de France
Membre de l'Institut et de l'Académie de médecine.

SECRÉTAIRE DE LA RÉDACTION
M. WEISS
Ingénieur des Ponts et Chaussées
Professeur agrégé à la Faculté de médecine de Paris

3 vol. in-8° brochés. En souscription jusqu'à la publication du tome II. **60** fr.

TOME PREMIER

1 *fort volume in-8°, avec* 591 *figures dans le texte* : **25** fr.

Des erreurs dans les mesures. Principes généraux de mécanique. — Propriétés des solides. Résistance des matériaux. Architecture des os. — Architecture des muscles. Principes généraux de méthode graphique. La contraction musculaire. — La locomotion humaine. — La locomotion animale. — Principes généraux d'hydrostatique et d'hydrodynamique. — Cœur; Cardiographie. — Circulation du sang dans les vaisseaux; Pression et vitesse, pouls et sphygmographie. — Pléthysmographie. — Capillarité et tension superficielle. Solubilité des solides; Imbibition. — Filtration. — Osmose. — Propriétés des gaz. Analyse des gaz. Gaz du sang. Phénomènes physiques de la respiration. — Principes généraux de la chaleur. — Thermométrie. — Température. — Calorimétrie. Etuves et régulateurs de température. — Chaleur animale. — Travail fourni par les animaux, rendement des moteurs animés. Propagation de la chaleur, protection des animaux. — Influence de la pression sur la vie. — Influence des agents atmosphériques sur les éléments cellulaires. — Actions hygrométriques sur les végétaux. Influence de la chaleur sur les végétaux. Actions mécaniques sur les végétaux.

TOME SECOND

(*Sous presse*)

Ce volume contiendra : Principes généraux d'optique géométrique — Spectroscopie et analyse spectrale. — Mesure et utilisation de la lumière. — Photographie. — Chaleur rayonnante. — Polarisation rotatoire et polarimétrie. — Phosphorescence et fluorescence. — Biophotogenèse ou production de la lumière par les êtres vivants. — Effets des radiations sur les plantes. — Diffusion de la lumière. — Endoscopie. — Puissance des systèmes centrés. Numérotage des verres. — Etude optique de l'œil Œil réduit. Aberrations chromatiques. — Accommodation. — Emmétropie, Myopie, Hypermétropie, Presbytie. — Astigmatisme. — Détermination et correction des amétropies. — Acuité visuelle. Champ visuel. — Impressions lumineuses sur la rétine. — Phénomènes entoptiques. — Mouvements des yeux. — Vision binoculaire. — Instruments d'optique. — L'œil dans la série animale.

Le **Traité de Physique biologique** sera publié en trois volumes :

TOME I. — *Mécanique. — Actions moléculaires et chaleur.*
TOME II. — *Radiations. — Optique.*
TOME III. — *Electricité. — Acoustique.*

BIBLIOTHÈQUE
d'Hygiène thérapeutique

DIRIGÉE PAR

Le Professeur PROUST

Membre de l'Académie de médecine, Médecin de l'Hôtel-Dieu
Inspecteur général des Services sanitaires.

Chaque ouvrage forme un volume in-16, cartonné toile, tranches rouges, et est vendu séparément : **4** fr.

Chacun des volumes de cette collection n'est consacre qu'à une seule maladie ou a un seul groupe de maladies. Grâce à leur format, ils sont d'un maniement commode. D'un autre côté, en accordant un volume spécial à chacun des grands sujets d'hygiene thérapeutique, il a ete facile de donner à leur développement toute l'étendue nécessaire.

L'hygiene thérapeutique s'appuie directement sur la pathogénie; elle doit en être la conclusion logique et naturelle. La genese des maladies sera donc étudiée tout d'abord. On se préoccupera moins d'être absolument complet que d'être clair. On ne cherchera pas à tracer un historique savant, a faire preuve de brillante érudition, a encombrer le texte de citations bibliographiques. On s'efforcera de n'exposer que les données importantes de pathogénie et d'hygiene thérapeutique et a les mettre en lumiere.

VOLUMES PARUS :

L'Hygiène du Goutteux, par le Professeur PROUST et A. MATHIEU, médecin de l'hôpital Andral.

L'Hygiène de l'Obèse, par le Professeur PROUST et A. MATHIEU.

L'Hygiène des Asthmatiques, par E. BRISSAUD, professeur à la Faculté de Paris, médecin de l'hôpital Saint-Antoine.

L'Hygiène du Syphilitique, par H. BOURGES, preparateur au laboratoire d'hygiène de la Faculté de médecine.

Hygiène et Thérapeutique thermales, par G. DELFAU, ancien interne des hôpitaux de Paris.

Les Cures thermales, par G. DELFAU, ancien interne des hôpitaux.

L'Hygiène du Neurasthénique (*Deuxième édition*) par le Professeur PROUST et G. BALLET, professeur agrége, médecin des hôpitaux de Paris.

L'Hygiène des Albuminuriques, par le Dr SPRINGER, chef du laboratoire de la Faculté de medecine à l'hôpital de la Charité.

L'Hygiène des Tuberculeux, par le Dr CHUQUET, ancien interne des hôpitaux de Paris, médecin consultant à Cannes, avec une préface du Dr DAREMBERG, correspondant de l'Académie de médecine.

Hygiène et Thérapeutique des Maladies de la Bouche, par le Dr CRUET, dentiste des hôpitaux de Paris, avec une préface du Professeur LANNELONGUE, membre de l'Institut.

L'Hygiène des Diabétiques, par le Professeur PROUST et A. MATHIEU, médecin de l'hôpital Andral.

L'Hygiène des Maladies du Cœur, par le Dr VAQUEZ, professeur agrégé à la Faculté de médecine de Paris, médecin des hôpitaux, avec une preface du Professeur POTAIN, membre de l'Institut.

L'Hygiène du Dyspeptique, par le Dr LINOSSIER, professeur agrégé à la Faculte de médecine de Lyon, membre correspondant de l'Académie de médecine, médecin à Vichy.

Hygiène du Larynx, du Nez et des Oreilles, par M. le Dr LUBET-BARBON. (*Sous presse.*)

Archives d'Anatomie Microscopique

FONDÉES PAR

E.-G. BALBIANI et L. RANVIER

PUBLIÉES PAR

L. RANVIER ET **L.-F. HENNEGUY**

Professeur d'anatomie générale au Collège de France.

Professeur d'embryogénie au Collège de France.

En France, l'autonomie de la microscopie, au point de vue de sa diffusion par les journaux, ne s'est pas encore réalisée, au moins d'une manière aussi complète qu'en Angleterre et en Allemagne, et nous n'avons encore aucun périodique qui lui soit aussi spécialement consacré que certains recueils étrangers. Les **Archives d'Anatomie microscopique** sont venues combler cette lacune.

Les **Archives d'Anatomie microscopique** *paraissent par fascicules in-8° d'environ 150 pages ; elles publient de nombreuses planches hors texte en noir et en couleurs et des figures intercalées dans le texte. Quatre fascicules, paraissant à des époques indéterminées, correspondent à un volume.*

L'abonnement est fait par volume au prix suivant :

PARIS, DÉPARTEMENTS, ÉTRANGER . . . . **50** fr.

Nouvelle Iconographie de la Salpêtrière

Fondée en 1888 par J.-M. CHARCOT

PUBLIÉE SOUS LA DIRECTION DES PROFESSEURS

F. RAYMOND A. JOFFROY A. FOURNIER

PAR

PAUL RICHER GILLES DE LA TOURETTE ALBERT LONDE

SECRÉTAIRE DE LA RÉDACTION : **HENRY MEIGE**

Prix de l'abonnement annuel : PARIS, **25** fr. DÉPARTEMENTS, **27** fr. UNION POSTALE, **28** fr.

REVUE NEUROLOGIQUE

ORGANE OFFICIEL DE LA SOCIÉTÉ DE NEUROLOGIE

RECUEIL SPÉCIAL D'ANALYSE DES TRAVAUX CONCERNANT LE SYSTÈME NERVEUX ET SES MALADIES

SOUS LA DIRECTION DE

E. BRISSAUD et P. MARIE

SECRÉTAIRE DE LA RÉDACTION : **Dr Henry MEIGE**

Paraissant le 15 et le 30 de chaque mois.

La **Revue neurologique** est le seul organe français qui analyse tous les travaux français et étrangers concernant le Système Nerveux et ses maladies.

Prix de l'abonnement annuel : PARIS ET DÉPARTEMENTS, **30** fr. UNION POSTALE, **32** fr.

La **Revue Neurologique** et la **Nouvelle Iconographie de la Salpêtrière** sont les deux seules publications françaises qui s'occupent exclusivement des maladies du système nerveux. Elles se complètent l'une par l'autre, la première, sous la direction des créateurs de cette science en France, donnant l'ensemble de tout ce qui paraît en Neurologie ; la seconde, choisissant dans les affections neuro-pathologiques les cas les plus intéressants et les plus typiques pour les décrire et les fixer par l'image, doublant ainsi l'utilité scientifique d'un intérêt artistique.

www.ingramcontent.com/pod-product-compliance
Ingram Content Group UK Ltd.
Pitfield, Milton Keynes, MK11 3LW, UK
UKHW021135230726
13926UKWH00002B/804

9 782016 178270